20代から始めたい

妊活のススメ

I want to start in my 20s
Recommendation for pregnancy

近藤東臣

Kondo Haruomi

幻冬舎MC

20代から始めたい
妊活のススメ

目次

第二章　妊婦さんの笑顔をまもりたい

第三章　お産はドラマチック

第四章　更年期を健やかに、幸せに過ごす

はじめに

まずはこのコラムを書くことになった《事と次第》についてお話しします。

《事》の始めは、２００５年の秋でした。ホームページ委員会で現在のホームページは古くて時代遅れになったから改訂したいという意見が出たからです。

実は、当時のホームページは１９９４年頃に当時内科部長だったパソコンオタクの医師を中心に多少パソコンの心得のある事務員と看護師、そして全く分からない私も加わって、それこそ暗中模索で手探りの中から作り上げたもので、その後加筆を重ねかなり充実した内容になっていました。

仲間の医者からも「すばらしいホームページですが、どこの会社に頼まれました？」などと聞かれて、「いやぁ、大したことはありませんが、これはうちの職員の手作りです」と、悦に入っていた時期もあり、それなりに私には愛着がありました。

しかし、私は潔《いさぎよ》く「よろしい、改定しましょう。それもやるなら抜本改正、一から作り直すつもりでやってください。若い皆さんの感性で、今の時勢に合ったセンスの良いものを考えてください」と理解を示しました。

半年ほどして、結局全部作り直した新しいホームページが出来上がりました。以前のホームページに比べれば、明るく見やすく、機能的で格段の進歩をしています。

しかし内容的には事務的で、宣伝臭も強かったので、私としてはアドバイスのつもりで「宣伝ぽいページばかりでなく、一カ所くらい息抜きというか、ほっと一休みできるコーナーを作ったらどうか」と提案しました。「それなら院長が楽しいコラムでも書いてください。毎月更新すれば見てくれる人も増えるかもしれません」と逆襲されて、結局コラムを書く羽目になった《次第》です。

短編コラムのタイトルには気の利いたものがたくさんあります。今回、院長コラムを開くに当たって何かしゃれたサブタイトルを付けたいと考えました。コラムの内容としては、あまり堅苦しいものや学問的過ぎるものではなく、優しく心温まること、楽しくユーモアに富んだことなどをお産のことや病院のことだけでなく、徒然なるままに、多少の皮肉や風刺を交えて書けたらと思っていました。

一方病院発信のコラムですから、そんな雰囲気も出したいと考えました。その結果、最終的に残ったのが「一病息災」でした。

病院だから「一病息災」より「無病息災」の方がイメージが良いのではないかという意見もありましたが、本来の意味が広辞苑によれば、「無病息災」は「病気もせず、健康に暮らしていること」とあり、努力も摂生もしない受動的な息災なのに対して、「一病息災」は「持病が一つくらいある方が、無病の人よりも健康に注意し、かえって長生きすること」とあり、摂生の結果としての息災で能動的で、同じ息災でも「一病息災」の方が「無病息災」よりも向上思考性で価値が高そうな気がしました。それに胃切除後の私の身体の状況からも「一病息災」の方が相応しいと思い決定しました。


さて、今回書籍にまとめるに当たって、18年間、２００題に及ぶ膨大なコラムの中から、どの題目を選ぶか悩みました。ほとんどは大した内容でもありませんが、中には我ながらうまく書けたと思える秀作もありました。しかし、元々一話完結で脈絡のないものを一つにまとめるのは、個々には楽しく面白くても内容が多岐にわたって統一性に欠け、書物としては体裁が整いません。

そこで今回は若い女性をターゲットに絞ることにし、産婦人科の分野でぜひ知っておいて欲しい話題を中心に選びました。結果的には面白さよりも堅苦しいものになってしまいましたが、若い女性の参考になれば望外の喜びです。

第一章　今日から始めるプレ妊活

若い女性諸君、痩せすぎにご用心

2006年11月20日

最近、街で見かける若い女性のスタイルが一段と良くなりました。背は高く、しかもスリムで、手足も長い。見た目に美しいことは大変結構なことですが、実は彼女たちの何割かは月経異常で悩んでいます。月経が不規則で遅延したり、逆に頻回に来たり、中には無月経になってしまう人もいます。また月経困難症（月経痛の強いこと）に苦しむ人も増えました。この理由はほとんどが痩せすぎ、それも急なダイエットが原因です。今流行のBMI測定「BMI＝体重（kg）÷^{2}身長（㎡）」で18以下の人がほとんどで、中には13を切る人もいます。ここまでくるとさすがにスタイルが良いというより病的に痩せていて体調は大丈夫かなと心配になりますが、本人はどう感じているのでしょう。

痩せすぎの流行は世界的のようで、つい最近、ファッションショーでBMI18以下のモデルの出場を禁止した国があって、若者の痩せ傾向に歯止めをかける試みとして話題になりました。このこと自体は行き過ぎかもしれませんが、国家的に若者の健康被害に目を向けたことは素晴らしいと思います。

さて、月経異常の原因は腫瘍、先天性性器奇形など器質的な疾患もありますが、痩せが原因の場合はほとんどがホルモン異常によるものです。もしこのコラムの読者の中に月経異常で悩んでいる方がいらしたら、まず基礎体温を付けてみてください。これは卵巣機能不全（ホルモン異常）を自分で調べることができる最も簡単でしかも大事な検査です。無月経や頻発月経の人はおそらく不規則な低温期が続いているでしょう。

月経が遅れる人でも、月経前２週間が高温期になっていれば、遅れ気味だが排卵はあったということですのであまり心配はいりません。病院へかかろうと思っている人は、せめて１～２週間くらい基礎体温を付けてそれを表にして持って来てくださると診断の補助となり助かります。

病院では問診、内診、超音波検査などの基本的な診察の他にホルモン検査をします。主に測るものは卵巣刺激ホルモン（ＬＨ、ＦＳＨ）、卵胞ホルモン（Ｅ２）、乳汁分泌ホルモン（ＰＲＬ）、甲状腺ホルモン（Ｔ３、Ｔ４）などです。

ＬＨ、ＦＳＨ、Ｅ２のすべてがやや低下の場合は第１度無月経、無排卵周期症の診断であまり卵巣機能不全のレベルは重くないと考えます。挙児希望のない場合は黄体ホルモンを投与すれば消退出血を起こすことができます。ＬＨ、ＦＳＨ、Ｅ２のすべてが著しく低下の場合は第２度無月経の診断で卵巣機能不全としては重い方です。

挙児希望のない場合はカウフマン療法と言って黄体ホルモンと卵胞ホルモンの両方を使用する治療が必要になります。ＬＨとＦＳＨが上昇、Ｅ２が著しく低下の場合は早発閉経と言って若年の更年期ということですが、こんな例は滅多にありません。

ＰＲＬはその名の通り産後の授乳期に上がるホルモンです。そしてその間は排卵を抑制して無月経になり、授乳中は妊娠しないようにコントロールしてくれます。自然の摂理は素晴らしいもので、実にうまくできていますね。

しかし、授乳中でもないのにＰＲＬが上がって卵巣機能不全を来すことがあります。これは稀には下垂体腫瘍のこともありますが、多くの場合は痩せすぎの人が拒食症になったり、パニック症候群になったりして抗神経剤を内服する羽目になり、その薬剤の一部にＰＲＬ上昇の作用があるため、そのいたずらで卵巣機能不全を起こして月経異常になることがあり、注意を要します。

その他甲状腺ホルモンの異常も月経異常を来します。しかしこの場合は痩せすぎの人ばかりとは限りません。

そうそう、無月経で一番疑わしいのは妊娠でした。いくら若くて未婚でスリムでも、これを見落としては産婦人科医失格ですのでしっかりチェックさせてもらいます。

余談ですが、瘦せ嗜好の人は妊娠しても体重を増やしたがらないので、母児管理の面で普通と逆の苦労をします。普通は妊娠中体重が増えすぎないように指導するのがほとんどですが、彼女たちには逆に1カ月2kgくらい増やしてくださいと指示します。ところが1kg以上増えると一大事とばかりに不安をつのらせて食事を減らしてしまいます。これでは胎児に十分な栄養が行かず、赤ちゃんが育たないと、理屈では分かっていても肥満の自分はもっと嫌だということのようです。

若い女性のスリムなスタイルはご本人はもちろん、世の男性にとっても素敵で憧れですが、度を過ぎると病気を併発してしまいますので要注意です。卵巣機能不全症も患者さんには不快で嫌なものですが、拒食症や、パニック症候群になっては、本人だけでなく家族も辛い思いをします。また、最近若い人にも多くなってきた月経困難症の基の疾患である子宮内膜症は瘦せすぎによる子宮筋への栄養障害が原因の一つと言われていますので、辛い月経痛を起こさないためにも痩せすぎにはご用心ということです。

若い女性諸君、是非ＢＭＩ18～24の標準の範囲内での健康的美人を心がけましょう。

摂食障害と無月経

２０１０年５月20日

毎年、この時期になると「月経異常と食欲不振」の訴えで若い患者さんが来院されます。しかも大抵精神的な不安を伴っています。

この多くは、いわゆる五月病と言われる病気で、夢と希望に満ち、新しい環境に胸躍らせて入学した大学生、あるいは就職した新入社員が環境の変化に付いていけずストレスとなって体や心に変調を来すものです。

しかし、この時期に五月病とは別に同じような訴えの若い思春期の女性の受診が増えます。それは摂食障害の女性（少女と言ったほうが良いかな?）です。

この時期は昔から「木の芽どき」と言って、新しい芽が息吹く時で、人間も精神的に変化を来して不安定になりやすい時期だと言われていますが、それにしても最近この種の病気が増えてきたような気がします。

この種の患者さんは14～15歳から19歳位で、皆一見して極端な痩身です。親御さんと一緒に受診することが多いのですが、何故か親子がギクシャクしていて、特にお子さんの機嫌が悪く無愛想で「生理が来ない。元気が出ない」と訴えます。しかし「痩せた、食事を食べない」という話は親が遠慮がちに言う程度です。おそらく食事については親子で散々葛藤があって、それでもお互いに理解が得られず平行線をたどったままで、でも無月経に関しては本人も心配なのでそれを婦人科で診てもらうということで妥協して嫌々来院されたのだろうと推測がつきます。だから、我々もその辺は十分配慮に入れて対応します。

この疾患の専門科は心療内科か精神科です。そもそも摂食障害の患者さんの一番の治療は体重を標準まで戻すことです。もし30kgを割るような体重ならば命にかかわります。どちらかと言えば、無月経は慌てて治療する項目ではありません。極端なことを言えば、体重が戻れば月経も自然に戻ることがほとんどです。でも彼女の一番の心配事は無月経で、親もきっと一生懸命説得してやっと婦人科へ連れて来たわけですから、我々はこの機会を上手に生かして実りある治療をしてあげなくてはなりません。

だから「こんな病気は食べれば治る」とか「心療内科へ行きなさい」とか、冷たくあしらったりしないで、「よく来たね。まずは無月経を治そう」と産婦人科でもいいから、医者にかかる気にさせることから始めます。月経を来させるためには、あるいは将来妊娠するためには体重を戻すことが必要だと自覚させ、本人の治療への動機付けを促します。その上で心療内科を受診させることにします。

ここで、思春期の摂食障害について少し説明します。摂食障害は近年極めて増加しており、これは世界的な傾向だと言われています。思春期の女子に好発し、神経性食欲不振症と精神性過食症に大別されますが、今回は婦人科的に受診の多い神経性食欲不振症について述べます。病因は単一ではなく種々の要因が複雑に関連する多元的発症だと言われています。

その要因の一つに痩せを礼賛する社会的風潮があり、細くて美しいことに価値が置かれる現代の状況があります。患者さんは元々〝手のかからない良い子〟のことが多いですが、他人の評価に敏感で、完全主義的傾向が強く、強迫的思考に縛られています。

余談ですが、摂食障害に限らず、五月病になる人も、マタニティ・ブルーズや、更年期障害の症状の重い人も、この種の精神的病《やまい》に罹る人は、几帳面で真面目だと評判の良い人が多いのが特徴です。逆に少しずぼらで、いい加減の人の方が罹りにくいようですから、日頃ずぼらと言われて冷やかにされても、長い目で見ればその方が他人様に迷惑をかけなくて済むから良いでしょうと、開き直って気にしないことです……。

その他の要因には、乳幼児期の母親との情緒的交流の障害、父性の希薄さなどが挙げられています。また、視床下部〜下垂体系の神経内分泌学的異常も指摘されています。症状としては、身体的にはまず痩せ、低体温、低血圧、貧血、めまい、手足の黄色化、成長障害などがあり、そして無月経もほぼ必発です。精神症状は痩せ願望、肥満恐怖、ボディーイメージの障害（痩せていることが認識できない）、食行動異常（拒食、隠れ食い、過食）、気分障害、不安障害。アルコール依存、薬物依存などの依存症を認めることが多いとされています。

治療としては、早期の介入が予後を決定すると言われていますが、日本の現状では無月経をきっかけに産婦人科に受診することが多いので、我々産婦人科医の初期対応が大事になります。なぜ無月経が起こっているか、痩せにより身体にどのような影響があるか、痩せが進めば命の危険もあることなどを説明し、治療への動機付けをすることが重要です。

家族にも治療に参加してもらうことが有効ですが、ここで注意することは、決して「食べなさい」と強制的にならず、一歩下がって見守ること。逆に母親が過保護すぎたなどと原因探しをしても逆効果だと言われています。専門科による治療は、身体、精神両面からのアプローチが必要ですが、体重が極端に少ない場合は体重増加が第一で、栄養療法が優先されます。

無月経の治療は体重が標準体重の70%を超えてから開始するくらいが良く、まずは黄体ホルモン剤で消退出血を起こさせますが、標準体重の90%まで体重が戻れば約86%の人が6カ月以内に自然月経が回復すると言われています。挙児希望のある人には排卵誘発を行いますが、体重が標準体重の80%以上になってからが望ましいとされています。

今、摂食障害患者の妊娠出産の際の合併症が注目されています。まず流早産率が高いこと、低体重児が多いこと、帝王切開率が高いこと、産後うつ病を発症しやすいことなどが報告されていますが、妊娠中でも体重増加を極端に警戒して体重を増やさないことが原因になっています。

もう一つこの疾患の重要な合併症で、しかも後遺症として問題になるのが骨《こつ》粗《そ》鬆《しょう》症《しょう》です。一般に思春期の時期に骨密度は著明に増加しますが、本症では骨密度が健常者に比べて有意に減少し、最大骨量に影響を与えることが推測され、後の骨粗鬆症の原因になります。

もし皆さんの周りに摂食障害と思われる思春期の女性がいたら早めに病院へ行くように勧めてください。重症になると命にかかわります。

当院では産婦人科と心療内科、摂食障害専門の小児科が連携して10数年前から摂食障害治療に取り組んでいます。

【追記】

最近は女性の美意識が変わったのか、このコラムを書いた頃ほど痩せが推奨されてはいないようで、女優さんはそれなりに均整の取れた体形の人が多く、いわゆる、芸人と言われる人の中にはふくよかさを売りにして人気を博している人もいます。ただ世間の風潮は変わっても、拒食症、過食症の患者（少女）さんはいまだ減ってはいません。

子宮頸《けい》がんは予防の時代へ！

2006年2月20日

今回はセンセーショナルなタイトルですが、先日開催されたある学会のセミナーに上記のような演題が付いていましたのでそのまま転用してみました。

一昔前は演題名はどちらかというと控えめに、誇大表現にならないように気を使って付けたものですが、最近は考え方も変わってきたようで、医学の世界でもいかに人を引き付けるか、アピールするかが大事になったようです。そういう私も、この演題名に引かれて行った一人ですのでアピール効果は十分だったということになります。しかしこの傾向が過熱してどこかの国の教授のように捏造《ねつぞう》までしてしまっては論外ですが……。

さて、このコラムの大部分を占める若い愛読者の皆さんは、まだ私はがん年齢ではないと考えていらっしゃると思いますが、油断大敵。子宮頸がんの場合は若年化が進み、今すぐの予防的健診が重要ということでしたので、セミナーのポイントを要約してお話しします。

がんの多くはいまだに原因すら明らかになっていませんが、日本人女性に多い子宮頸がんに関しては、その原因が性交渉で感染するヒトパピローマウイルス（ＨＰＶ）であることがすでに分かっています。ＨＰＶには１００以上のタイプがあり、そのうち30タイプ以上が生殖器に感染します。これらは高リスク型と低リスク型に分けられ、13種類ほどのいわゆる高リスク型のグループが子宮頸がんを誘発します。

ＨＰＶは性交経験のある女性では誰でも感染しうる、ごくありふれたウイルスで、50～80％の人が一度は感染すると言われていますが、その多くは自己免疫力により自然に排除されます。約70％は1年以内に、約90％は2年以内にウイルスが消滅すると報告されています。しかし約10％の人に感染が長期化し、ＨＰＶの持続感染を起こして、子宮頸部の細胞に異常（異形成）を生じることがあります。その多くはやがてウイルスが消失し、異形成も治癒しますが、ごく一部が10年以上の歳月を経て異形成から子宮頸がんに進行します。

ここで問題なのは、近年の初交年齢の低年齢化に伴い、HPV感染が若年化していることから、20～30代の若い女性に子宮頸がんの発病が増えたことです。普通HPV感染から子宮頸がんに進行するまでには10年以上と報告されていますので、初めて性交渉を持った若い頃からHPV検査を始めれば、たとえHPV感染が発見されてもその時点でがんになっていることはまずありません。

しかし30歳以上になって初めて検査を受け、HPVが陽性となった人に、子宮頸がんが見つかることは稀ではないのです。また、悪性病変がなくても、HPV感染が持続するようなら、その人は将来がんになるリスクがあることを意味します。

それではどうすれば良いのか。それは若いうちから子宮がん検診を受けましょうということになります。それも初交年齢から5年以内にHPV検査を始めてください。それでHPV陰性ならば、子宮頸がんの心配はないと考えて良いわけですが、ここで従来からの細胞診を併用することで正診率がほぼ100％に近づくということでした。

具体的にはHPV陰性、細胞診陰性なら、当分の間は子宮頸がんや前がん病変を引き起こす可能性はほとんどないと考えられ、米国ガイドラインでは次回健診は3年後で良いとされています。ＨＰＶ陽性、細胞診陰性の時は、初感染の場合と持続感染化している場合がありますので、６～12カ月後再検査、その結果ＨＰＶ陰性、細胞診陰性なら初感染だったということですので３年後再検で良し、ＨＰＶ陽性、細胞診陰性または擬陽性なら、持続感染化している可能性がありますので子宮頸がんのリスクありと考え、精密検査（コルポ診、組織診など）が必要です。

その結果、軽度異形成までの病変なら経過観察として、６カ月ごとの検診を続けますが、高度異形成や上皮内がんであれば、浸潤がんになる前に円錐切除術などの前がん治療を行います。

子宮頸がんの治療的手術は子宮、卵巣の全摘はもちろん、リンパ節までも郭清《かくせい》する大手術で、妊娠どころか、排尿もままならないような悲惨なことになることもありますが、この円錐切除術だけで済めば、がんを予防できただけでなく、子宮も卵巣も温存できるので妊娠、出産も可能です。

そんなこともあって、厚生労働省は子宮がん検診の年齢を30歳から一気に20歳に下げました。ただし残念なことに公費負担の内容は従来どおり細胞診だけで、ＨＰＶ検査はいまだ入っておりません。

いずれ近いうちに子宮がん検診は細胞診とＨＰＶ検査の併用となると思いますので、ぜひ検診を受けてください。と言うのも、現在日本の子宮がん検診率は16％くらいで欧米諸国に比して極端に低いということです。特に若い人の受診率が悪く、これでは検診事業も効果が薄いと演者が嘆いていました。せっかく予防ができるようになったのですから、自分自身の怠慢で子宮頸がんにならないように気をつけましょう。

待望！　ＨＰＶワクチン発売開始！　２０１０年１月20日

待望の発がん性ヒトパピローマウイルス（ＨＰＶ）ワクチンが昨年（２００９年）12月22日から発売開始となりました。これは皆さんご存知の子宮頸がん予防ワクチンです。以前にもこのコラムで書きましたが、子宮頸がんの原因は発がん性ヒトパピローマウイルス（ＨＰＶ）の感染によるということが分かっています。

このウイルスは性交経験のある女性では誰でも感染しうる、ごくありふれたウイルスでほとんどの人が一度は感染しますが、大部分は自己免疫力によって1年から2年以内に自然に排除されます。しかし約10％の人で感染が長期化し、持続感染を起こして子宮頸部の細胞に異形成を生じることがあります。その多くはやがてウイルスが消滅し異形成も治癒しますが、ごく一部が10年位の歳月を経て異形成から子宮頸がんに進行するのです。

　以前のコラムでは、子宮頸がんの早期発見のために、ＨＰＶ検査と細胞診を併用した子宮頸がん検診を受けてください、それも初交年齢から5年以内にＨＰＶ検査を始めてください、その後、定期的に検診を受けることによって浸潤がんになる前の高度異形成や上皮内がんの状態で発見し、頸部円錐切除術などの前がん治療を施せば、子宮も卵巣も温存でき、妊娠、出産も可能ですと書きました。

　ところが今、ＨＰＶワクチンが完成したことによって子宮頸がんそのものが予防できるという画期的な時代になったのです。10数年前には子宮頸がんの原因も分からなかったのに、今や予防ができるのです。医学の進歩は凄いですね！

実施に当たってはセクシャル・デビュー前の女性に接種することが一番予防効果が確実

ですので11歳から14歳の女子が優先対象になっています。

蛇足ながら、最近はセクシャル・デビューが早くなりましたので、20代後半の若年層にも子宮頸がんが発病するようになりました。今や子宮頸がんは若い人でも罹患《りかん》する病気だと自覚してください。

一方、性交経験のある人でも、ＨＰＶ検査陰性ならもちろん予防効果は同じです。また、ＨＰＶ検査陽性の人でも、新たな感染に対する効果はありますので接種の価値ありとされています。ただ、あくまでＨＰＶ感染を予防するものであって、感染者の予後を左右するものではありませんので、異形成や上皮内がんに対する治療効果はありません。この点は誤解のないようにお願いします。

その他にも、実際の接種に当たっては、いくつかの注意点、不都合があります。まず、１回だけの接種では予防効果が不十分で、２カ月後、半年後と合計３回の接種が必要となります。これでやっと長期の抗体維持ができるとされていますが、それでも６～７年、長くて10年と言われていますので、抗体を維持するためには10年後に再接種が必要となります。

また、現在発売されているＨＰＶワクチンは発がん性ＨＰＶのうち、16型・18型の感染を予防するのみで全ての発がん性ＨＰＶの感染を防ぐわけではありませんので、このワクチン投与で子宮頸がんの発病を完全に抑えることはできません。ですから、ワクチン接種後も定期的に子宮頸がん検診は受けてください。ただ、子宮頸がんの原因ＨＰＶはほとんどが16型・18型ですのでほぼ予防できるとは言われています。

一方、子宮頸がんを撲滅するためには、世界レベルでのワクチン標準接種が必要だと思いますが、例によって、日本の厚生労働省は任意接種としています。欧米諸国など、国によっては12歳、または12～14歳の全女性に国費による標準接種を実施している所もあります。

全世界がそうすれば、何十年か先には子宮頸がんが地球上から消えてなくなる可能性もあるわけで夢のようなすばらしい話ですが、現実には任意接種で、しかもかなり高価な価格にもかかわらず、公費負担もままならず自治体任せとしていますので、日本では当分の間、個人的な自己防衛に留まることになりそうです。

とは言え、お子さんたちの将来のために、そして皆さんの予防のためにも、ぜひワクチン接種をされるようお勧めします。

【追記】

ＨＰＶワクチンは２０１３年４月から小学６年生から高校１年生の女子を対象に全額公費負担となり積極的勧奨となりました。しかし、同年６月頃から接種後身体の広範囲で痛みが続く多様な症状が報告され、一時積極的勧奨の差し控えを決定しました。その後の専門家の検証の結果、有効性がリスクを明らかに上回るとして、８年後の２０２１年11月に積極的勧奨の再開を決定し、２０２２年４月から再開されています。この間に接種を逃した１９９７年から２００５年度生まれの女性には無料で受けられるキャッチアップ制度があります。

いずれにしても遠回りをしたので日本の接種率は欧米に比べて極端に低いままです。

一方、この間にワクチンも２価、４価、９価と進化しました。そして、９価ワクチンも２０２３年４月から公費負担となりました。

低用量経口避妊薬（OC）の副効用に注目　2006年5月19日

低用量経口避妊薬（ＯＣ）の普及が日本ではなかなか進みません。日本人のホルモン嫌いとか理由は色々あると思いますが、その一番は病医院でなければ処方されないことだと思います。ただでさえ、産婦人科へ行くのは抵抗があるのに、処方前検査がたくさんあって、しかも内診まで受けなければならないとあっては二の足を踏んでしまっても不思議ではありません。

その上、低用量化が進んで安全性が高まっているにもかかわらず、ＯＣはこんなにたくさんの検査を受けないと安心できない危険な薬なのかという誤解まで招いてしまいます。その結果、ＯＣの使用者が欧米では出産可能な女性の半数程度とされていますが、日本では２％に留まっています。

ＯＣは、１９９９年（平成11年）に主要製薬会社十数社から華々しく発売され、不況だった当時としては異例の宣伝合戦が繰り広げられましたが、思うように伸びず淘汰され、今では３～４社が残っているだけです。

これと比較して思い出されるのが、妊娠検査薬です。最初は病医院でしか検査できませんでしたが、薬局で買えるようになってから、飛躍的に販売が伸びてドル箱商品になりました。製薬会社はホクホクですが、産婦人科へは検査結果が陽性の人しか来なくなりました。我々にとっては痛し痒しですが、妊娠してない女性にとっては恥ずかしい思いをしなくて済むようになって良かったと思います。ちなみに欧米ではＯＣもドラッグストアで売っています。日本でもそうすれば意外と普及するかもしれません。

しかし、厚生労働省は自己保全のガードが固くて解禁はなかなか難しいようです。その前段階として、ＯＣの使用に関するガイドラインが６年ぶりに改定され、新指標では必須の処方前検査が、血圧測定と問診だけで良くなりました。他の検査を全員に行う科学的根拠が乏しいとされたためで、抵抗感の強い内診などが省かれました。このことは受診者の余分な身体的、精神的、経済的負担を軽減できます。

もともとＯＣは避妊目的だけではなく、色々な副効用があって、しかも長期に使いやすい薬なので、もっと処方したい薬の一つです。ガイドラインが簡素化されたのを機会に皆さんに使用してもらいたいのでOCについて少し説明したいと思います。

まず主目的である避妊効果は、忘れずに飲めば99・7％以上と言われています。これはコンドームや他の避妊法に比べて格段に効果が高いものです。次に、副効用として月経困難症（生理痛）の軽減、過多月経（月経量が多い）の減少、その結果貧血の改善、月経不順の改善（月経周期を一定させる）、子宮内膜症の進行抑制と症状改善、また、にきびの治療など若い女性の婦人科的悩みの多くを解決できる薬です。

これらの治療にはある程度長期の服用が必要ですが、OCは低用量なのでその点で安心して使えるのです。長期的には子宮体がん、卵巣がん、大腸がんの予防にも役立ちます。ですから避妊を目的としなくても前述のような病気治療のために使いやすい良い薬なのですが、薬効が避妊目的しか通っていないので保険適応になりません。

例えば、月経困難症の治療に使うのに保険が効かないので、「病気治療なのに保険が効かないの。保険の効く薬に変えてください」ということになり、そういう意味では使いづらい薬です。

医療現場ではこんなことはしょっちゅうです。厚生労働省よ。しっかり頼みますよ！

【追記】
現在は月経困難症、子宮内膜症などの疾患に一部のピルが保険適応になりました。

パートナーに依存しない避妊で人生設計、健康管理を！

２００８年９月22日

産婦人科にひと夏の灼熱の恋の後始末の季節がやってきました。悲しいことですが、現実は厳しくて、この季節は、若い未婚女性の人口妊娠中絶希望の患者さんが一番多い時期です。

実らぬ恋の、あるいは、ひと時の火遊びのツケはいつも女性に来ます。精神的には男も同じように悩み、苦しむかもしれませんが、少なくとも肉体的な負担は女性のみが負うことになります。もちろん肉体的な痛みだけではなく、心の傷として一生トラウマになることでしょう……。

それでも性教育の成果が多少はあったのでしょうか、実数は10年前に比べれば随分少なくなりました。ただ、今年は気になるケースがいくつかありました。例えば、どうすれば妊娠するのかよく分かってない中学生。あるいは、付けてくれなかったとか、途中で取れたとか、コンドームに関する失敗。そうかと思えば、直接的な性行為はなく膣外射精を許しただけで妊娠してしまった等々です。

今の性教育の方向性についていけず性教育の現場から撤退した私ですが、この現実を見ると、中学生低学年からの具体的な避妊教育、性病対策教育もやっぱり必要かなと実感します。今更婚前交渉の是非を説いてもコンセンサスは得られそうもありませんので、望まない妊娠を避けるための知識の習得を進めるのが先決のようです。それにはパートナーに依存しない避妊法を会得することが大切だと思います。

重要なことは女性が自らの健康を管理し守るためには、妊娠という不確実な健康要素を自分のライフデザインに合わせてコントロールするような意識を持ち、避妊方法や避妊期間を自己決定して、パートナーに関係なく実践することです。そして、我々産婦人科医は女性だけで決定できる種々の避妊法を正しく安全に使用してもらうようサポートすることが大事だと考えます。

というわけで現在使用されている避妊法の中で、比較的安全・安心と思われるものについてお話しします。ただ、このコラムは夏休み前に書くべきだったと反省しています……。

今私がもっともお勧めするのは経口避妊薬（ピル）です。日本人のホルモン嫌いが原因してか、以前からなかなか普及しませんでしたが、9年前に低用量ピルが国内承認となって、やっと少し服用者が増えてきました。

ホルモン剤を長期に服用することで、副作用が起こるのではないかという不安があるのだろうと思いますが、低用量になったことで、子宮頸がん、乳がんなどの発生頻度は、服用してない人と差がありません。またよく言われた肥満もほとんどなくなりました。それよりも、正しく飲めば避妊効果はほぼ100％ですし、妊娠・出産歴に関係なく、幅広い年齢層に使用でき、使用中止も簡単で、使用期間も特に制限がないのが特徴です。一日一錠の内服はやや煩雑ですが勤勉な日本人にとっては慣れてしまえばさほど困難なことではないでしょう。

一方このピルには、若い女性の悩みを解決するいくつかの副効用があります。その一つが、月経痛の改善です。2～3カ月も続けると、毎月辛かった月経痛が随分楽になります。

そして月経過多の人も月経量が減ってきます。また、にきびが減るといった副効用もあります。もし避妊が必要ならば現在のところ、第一選択はピルだと思います。

次は子宮内器具（ＩＵＤ）の装着です。この方法は経産婦で出産間隔を2～3年あけたい人には最適だと思いますが、以前は避妊率に多少問題がありました。しかし、最近は銅付加型、ホルモン剤添加型などがあり、避妊効果も増強されました。しかも一度装着すれば、後は操作の必要がなくその点でも優れています。しかし、未産婦には挿入し難いこと、子宮外妊娠は防げないことなど不都合な点もあります。

その他に、事前の避妊ができていなくて危険な場合に、排卵、あるいは着床を防ぐ手段として、緊急避妊法があります。これは中絶ピルといわれる黄体ホルモン剤を飲む方法で、アメリカやヨーロッパではそのためのピルが認可されています。しかし、日本ではまだ承認されていないので、代用として中用量ピルを大目に服用する方法（ヤッペ法）がありますが、嘔気が強く、嘔吐してしまうこともあり、副作用は強いようです。いずれにしても、この方法は緊急避難であり、推奨されるものではありません。

最後にコンドームですが、日本では一番普及している避妊法であることは間違いありません。しかし、避妊効果は、使用方法にもよりますが、一般に考えられているよりもかなり低く、しかも性交のたびに使用する緊急的な避妊法ですので不確実です。

そして最大の欠点は女性が自分の意思だけでは決められない避妊法だということです。相手次第ということになれば、リスクの高い（あまり親しくない、妊娠したくない）相手ほど、言い出し難く危険度が上がるということになります。

欧米では、コンドームは避妊より、むしろ感染予防として使用する傾向が強く、夫婦や親しいパートナー間では、好まれていないようです。性感染症予防には、コンドーム以外に簡単な良い方法がありませんので、その心配がある時は、避妊とは別にコンドームも使用した方が良いでしょう。


女性にとって妊娠は、人生設計上も、健康管理上も重要な課題であり、おろそかにすることはできません。激しく燃えたひと夏の出来事で、大事な健康や人生が狂わないように、ぜひ避妊は男性に依存せず自己管理で対処してください。そして望まれた妊娠をして、幸せな人生を謳歌してください。

【追記】

この当時、緊急避妊法はヤッペ法でしたが、現在は欧米と同じ緊急避妊ピル（ＥＣ）が認可されました。ただし、これも薬局では買えず産婦人科処方薬です。

ピルの止めどきが悩ましい!!

2016年11月21日

ピルを飲む目的はもちろん第一が避妊ですが、子宮内膜症や子宮筋腫などで起こる過多月経、月経痛の治療のために飲んでいる人もたくさんいます。同じ内容の薬ですが、避妊目的の時は自費扱いでＯＣといい、月経困難症治療目的の時は保険適応でＬＥＰといい使い分けています。

さて、避妊の方法はいろいろありますが、総合的に判断して現在では低用量ピルが第一選択だと思います。飲み忘れなければ避妊率はほぼ１００％ですし、月経困難症の治療薬にもなっているぐらいですから、月経量の多い人や月経痛のひどい人は軽減します。月経周期も一定しますので、日々の予定も立てやすく、一方、ホルモン変動が少ないので月経前症候群（ＰＭＳ）にも効果があります。ついでにいえば、にきびや多毛症が改善する人もいて良いことずくめですので、一度始めたら多くの人がなかなかやめられません。

しかし、低用量になったとはいえ副作用もあります。一つは乳がんリスクを高める可能性がありますが、最も問題になるのは血栓症リスクです。発生リスクとしては、年齢、喫煙、肥満、高血圧などが関係します。その中でも特に考慮しなければならないのが年齢で、40歳では20代の２倍以上に増加します。ちなみに喫煙は１日５本以上でリスクが上がるといわれています。では３本なら大丈夫かと聞く人がいますが、どうでしょう？　私にはよく分かりません。

一方で投薬開始後３カ月以内の発病が最も多く、その時期を過ぎれば発症リスクは減少します。また、エストロゲン量が低ければ低いほど発症リスクは下がりますので、現在は薬効ぎりぎりまで、エストロゲンが低用量になっているのです。そのため、リスクと言っても、発症率は１万人に１人位と極めて低いものでほとんどの人は発症しません。

しかし、リスクがある以上、我々医師としては40歳を超えたら他の方法に変えましょうと助言しています。

1年か2年の短期避妊のためにピル（ＯＣ）を飲んでいる人は投薬期間が決まっているから良いのですが、子供を産みあげてからの避妊目的の人、月経困難症の治療のために飲んでいる人はその中止の時期に悩みます。先にも述べたように良いことずくめの薬ですので、患者さんにとっては今安定している状態が変わることが心配で、もう少しだけ続けたいとおっしゃいます。

実際に中止して症状が再発し、やっぱりピルを再開したいと言われる人も多いです。避妊目的の人で月経が来る人は妊娠を恐れて性行為がうまくできない人もいますし、もし望まぬ妊娠をされても困りますので、我々もなかなかきつく言えません。それでズルズルもう3カ月、もう3カ月と続けてしまうのが現状です。

避妊を中心に考えれば、次は子宮内システム（ＬＮＧ-ＩＵＳ）に切り替える。昔の子宮内リング（ＩＵＤ）に黄体ホルモンが内蔵されているようなもので局所における黄体ホルモン連続療法です。避妊はもちろん、過多月経、月経困難症にも効果があり、5年間は装着したままで良いので、飲み忘れの心配もありません。

ただ、子宮内操作が要りますので、未経産の人には向いてないかもしれません。その間に更年期症状が出てくれれば、卵胞ホルモンだけ少し補充すれば良いと思いますし、逆に妊娠の心配はなくなったわけですからＩＵＳを外して、もし更年期症状が出るならホルモン補充療法（ＨＲＴ）に切り替える手もあります。

月経困難症治療が主な人もこの方法（ＬＥＰ→ＩＵＳ→ＨＲＴ）でも良いですが、子宮内操作が嫌ならば、黄体ホルモンの一種であるジエノゲスト治療を45歳ぐらいからしばらく挟んで、51～52歳からＨＲＴに移行すれば良いと思います。ただ、ジエノゲストには絶対的な避妊効果はありません。

とまぁ、理論的にはこのようにすれば良いのですが、現実には患者さんの事情や希望もあり理論通りに変更するのがなかなか難しい現状です。

最後に、今ピルを飲んでいる人にお願いがあります。突然の足の痛み、腫れ、手足の脱力、麻痺、突然の息切れ、胸の痛み、激しい頭痛、舌のもつれ、しゃべりにくさ、突然の視力障害などの症状が出たらすぐに救急医療機関を受診してください。そして、ピルを飲んでいることを救急医に伝えてください。もしかしたら血栓症の始まりかもしれませんから……。

早期の治療で大事にならずに済みます。念のため！

子宮内膜症は現代病!?

2015年6月20日

最近子宮内膜症の患者さんが増えてきました。数十年前から増え始めていましたが、ここ数年また一段と増加して、生殖年齢にある女性の10～15％に存在すると言われています。その理由として診断法が進歩したこともありますが、初産年齢が上がっていること、出産回数が減少したことが重要な要因だと指摘されています。子供を大勢産んでいた頃にはあまり発病しなかった病気ですので、少子化傾向がもたらした現代病と言えそうです。

そこで今回は子宮内膜症について考察したいと思います。

子宮内膜症は、子宮内膜あるいはそれと似た組織が子宮腔以外の部位に発生し、エストロゲンという女性ホルモンの刺激を受けて増殖する疾患です。子宮内膜症の大部分は骨盤内に発症し、その病変部は月経時に子宮内膜と同じように剥がれて出血します。それが骨盤内癒着を起こし、月経痛や性交痛の原因になります。また、卵巣内で増殖すると、毎月卵巣にチョコレート状になった古い血液がたまり、いわゆるチョコレート嚢胞を形成します。一方、子宮筋層の中に生じたものを子宮腺筋症と言って区別していますが、一般的には両者合わせて子宮内膜症としてお話しする場合が多いです。

原因についてはさまざま考えられていますが、子宮内膜移植説と体腔上皮化生説の二つが有力です。子宮内膜移植説は、卵管を経て逆流した月経血中にある子宮内膜細胞が腹腔内に到達し、腹腔面に生着するという説です。しかし、この説では90%以上の女性で逆流が起こるのになぜ子宮内膜症を起こすのは一部なのか、月経血内の内膜組織は変性したものなのになぜ腹膜に生着するのかという疑問が残ります。

一方、体腔上皮化生説は、腹膜がエストロゲンや月経血の刺激を受け、子宮内膜組織のように変化して子宮内膜症が発症するというものです。その他にも諸説ありますが、現時点では、子宮内膜移植と体腔上皮化生のいずれもが重要であると考えられています。

ちなみに、初産年齢が18~20歳で5人ぐらい子供を出産していた頃の女性は妊娠・授乳期間が10~15年ほど続きますので、一生で３００回ぐらいの月経回数でしたが、現在の女性は４５０回くらいの月経を経験します。この病気はエストロゲンの刺激を受けて増殖する疾患ですので、月経周期が多ければ多いほど子宮内膜症になりやすいわけです。

一方妊娠中や授乳中はエストロゲンを抑えますので、内膜が発育せず、逆に治療的効果があります。もちろん閉経すれば、卵巣機能がなくなり低エストロゲン状態になりますから、病巣は自然に萎縮し、症状もおさまります。

このように以前は子宮内膜症になりかけていても早めの妊娠により自然な治療が行われ、重症な状態にならずに経過していました。ところが、最近は初産年齢が上がったために、初潮から妊娠までの月経回数が増え、そのため子宮内膜症が発症しやすく、その上妊娠回数が少ないので自然治癒もしにくくなったと考えられています。

ぜひ皆さんは早めの妊娠を考えてください。これは子宮内膜症のためだけでなく、母児双方の安全のためにも大事なことです。

さて、主な症状は疼痛と不妊です。子宮内膜症女性の約90％が月経困難症を訴えています。また月経時以外の下腹部痛は約50％、性交痛、排便痛は約30％にみられます。一方、卵管周囲の癒着によって卵の捕獲や輸送が損なわれれば不妊の原因になります。

治療法には薬物療法と手術療法がありますが、いずれを選択するかは、症状の程度、進行度、年齢、挙児希望の有無などによって総合的に判断します。

薬物療法としては、月経時だけ鎮痛薬を服用する対症療法もありますが、主流はホルモン療法、それも経口避妊薬による偽妊娠療法が第一選択になっています。若い患者さんでは、避妊の目的で飲んでいて、副効用として月経困難症が軽減することを実感していた人も多く、そのうちの2種類の薬が保険適応になったこともあり、使いやすい薬として普及しています。

経口避妊薬で効果のない人にはダナゾールやＧｎＲＨアゴニストによる偽閉経療法や、ジエノゲストという黄体ホルモン製剤による治療が行われています。それぞれに副作用もあり、使い方に工夫が必要ですし、いずれにしても薬物療法は根治的なものではないため、再発することも多く悩ましい病気です。

ですから、繰り返しますが、若いうちから妊娠し、大勢子供を産むことが子宮内膜症を回避でき、同時に少子化対策にも役立つと思います。

女性にとって月経は大事なもの!?

2019年2月20日

先日、月経困難症、および子宮内膜症に伴う疼痛改善のための低用量ホルモン配合剤の勉強会がありました。この薬は従来の毎月定期的に月経を来させる低用量ホルモン治療薬と違って最大120日飲み続けることができます。すなわち、その間ずっと月経を止められる可能性があるということです。理論上は4カ月間月経を経験しないで済むということですから、その間、月経痛もないわけで月経困難症の患者さんにとっては有難いことだと思います。

現実的には120日間月経を抑えることは難しいようで、大体80日ぐらいで飲んでいても破綻出血（月経様の出血）が起こってしまいますが、それでも3カ月ぐらいは延ばせます。また、この薬は自分の都合に合わせて自由に月経をコントロールすることもでき、フレキシブルに使える薬です。

このように月経を長期に止められるので、女性が月経の苦痛から解放されて非常に良いことだ、福音だという雰囲気でこの勉強会は進んでいきました。

しかし、私は果たして女性にとって月経はあってもなくても気にならないものなのだろうかとその場の雰囲気に違和感を感じました。会場には多数の女性医師もいましたが、疑問も反論もありませんでした。確かに、子供さんを産みあげた、ある程度年配の女性は月経なんて痛いし、面倒くさいし、来なくて良いと思っていらっしゃるかもしれませんが、女性が皆そう思っているのでしょうか。私は男ですので、女性の本音は分かりませんが、女性にとって一番良いのは、毎月きちんと月経はあり、しかも痛くないのが理想ではないのかなという気がします（私の勝手な思い込みかな?）。

そこで、女性がどのように思っているのか、当院の職員やこの治療を受けている患者さんに聞いてみました。子供を産みあげた人では、生理なんか来なくても平気と言う人と、女性でなくなるようで嫌だと言う人と半々でした。一方、これから妊娠をしたいと言う人は、長期に生理が来ないのは、妊娠できるかどうかも含めて何となく不安と言う人が多いようでした。

今は、やっぱり多くの女性は周期的な月経があって、しかも痛くないのが理想のようです。

しかし、極端な発想の転換をすれば、未来の女性は、月経をほとんど経験しないで済む時代が来るかもしれません。初潮が来たら、今よりもっと進化した低用量ピルで月経を止めて月経困難症などの煩わしさから解放され、妊娠したい時だけ休薬して妊娠し（妊娠中は当然無月経）、授乳中も初めの数カ月は無月経ですので、そろそろ月経が来そうになったらまたピルを次の妊娠まで飲む。そして産みあげたら閉経までピルを継続すれば月経は来ないまま閉経となる。そんな時代になれば、女性も月経がなくても何の違和感もなくなるかもしれません。

皆さんはどのようにお考えでしょう⁉

【追記】

経口避妊薬（ピル）はこの十数年で第1世代、第2世代、第3世代、そしてフレキシブルなものへと進化しました。子宮内器具（ＩＵＤ）にしてもリングと言われた原始的なものから銅付加ＩＵＤ、黄体ホルモン内臓（ＬＮＧ-ＩＵＳ）と発展してきました。コラムを振り返ってみて、改めて最近の医学の進歩の速さに驚きます。

ほっと息抜きコラム

「あなたのマスクは何用マスク?」　2009年2月20日

今朝の外来診察で、マスクをかけて入って来られた妊婦さんに、「風邪ですか、それともインフルエンザ予防ですか」とお尋ねしたら、「花粉症です」と言われました。（エッ！　もう花粉症の季節か）と驚きましたが、そういえば1週間ほど前から、テレビで花粉情報を流し始めていたなと思い出しました。

ついこの前まで、今年は近年最高のインフルエンザの流行年で、まだまだ続いていると騒いでいたのに、そしてまだ収まっていないのに、一方で、もう花粉症の季節が始まってしまいました。

花粉症は春の到来と共に始まるものと思っていましたが、冬、最も寒い2月の初旬から花粉が飛び始めたようです。これではマスクを外す暇がありません。大変な環境になりました。季節が狂ってしまったのでしょうか。

そんな地球の環境悪化に対する自己防衛のためでしょうか。〝外出時にはマスク着用が常識〟というわけで、街ではマスクをかけて歩いている人が随分増えました。思わず「あなたは何用マスクですか？　インフルエンザ？　風邪？　あるいは花粉症？それとも伊達マスク？」と聞いてみたくなります。

最近のマスクは機能的にも優れていますが、素材、デザインもカッコ良く、色彩に富んだものまであって、伊達マスクにもなり得ます。それでなくても昔からマスク美人と言って、マスクは七難隠す優れものです。

〝七難隠す〟で思い出すのは、遥か遠い昔、私が医学部6年生の冬のことでした。スキーの滑降競技で勢い余って骨折し、（骨折したので大きなことは言えませんが、私は学生時代アルペンスキーの結構好選手でした）春からインターンとして勤務予定の病院で手術を受けました。

その時、大きなマスクをかけてほとんど目しか見えませんでしたが、でも凄い眼美人の手術室の看護師さんが優しく看護してくれました。春になればこの美しい看護師さんと一緒に働けるんだと、これから始まる手術の恐怖も忘れて、あらぬ期待に胸をときめかせながらいつしか麻酔で眠りに落ちました。

やがて骨も治り、春が来て手術室勤務となったのですが、あの時の凄い眼美人看護師さんが誰だったかどうしても判明しませんでした。

余談ですが、私は予防的にマスクをかけて診察することはありません。なんだか患者さんの病気を嫌がっているようで、患者さんに不快感を与えるような気がするからです。

もっともこの季節、内科や小児科の医者は、背に腹は代えられません。相手が風邪やインフルエンザの患者さんばかりですから、自分が病気になっては仕事になりませんので、自己防衛的にマスクをかけている人も多いようですが、こればかりは格好つけてもいられないので仕方がありません。もちろん私でも自分が風邪をひいている時は患者さんにうつさないように配慮してマスクをする場合もあります。

一方、患者さんはマスクをして病院へ来る人が多くなりました。確かに病院の待合室は病気の人ばかりですし、特に今の季節は感染症の人が多いので、余計な病気に罹らないために予防するのは賢明だと思いますが、診察室に入られたら、予防的マスクなら外していただいた方が良いと思います。

我々スタッフが病原菌扱いされて良い気がしないということもありますが、貌《かお》が見えないと病気の本質が見え難く診断を誤ることがあります。これは脅しだけではありません（少しは脅しもありますが）。私はそこまでできませんが、昔の名医は患者さんの貌を診ただけでピタリと病気を当てたと言います。本当です……？

できれば今年はマスク美人ではなくて、マスクなしの本来の美貌を見せてください。期待しています！

【追記】

これが新型インフルエンザがはやった当時のマスク事情です。比較的マスクに批判的な発言をしていますが、今はコロナ禍でマスクをするのが常識となってしまいました。当時は想像もできなかったことです。

第二章　妊婦さんの笑顔をまもりたい

妊娠適齢期

2013年1月18日

妊娠・出産にはそれに適した年齢があります。ぜひ適齢期のうちにお子さんを産んでください。この件に関しては今年もしつこく繰り返しお話しするつもりでいますので、お覚悟を……!?

昔、結婚適齢期という言葉がありました。結婚後は妊娠・出産と続きますので妊娠適齢期という意味も言外に含んでいたと思います。以前は、結婚適齢期を過ぎても独身でいると、何か欠陥のある人のように思われて、社会的に一人前として認められない風潮がありましたが、今は結婚したい時が適齢期というわけでほとんど死語になりました。ただ結婚適齢期は消滅しても、妊娠適齢期は今も厳然と存在します。

日本産婦人科医会でも、今年度の重要課題として、この妊娠適齢期について啓発しようと取り組んでいます。

簡単に言えば「初産年齢を早くしてください。できれば20代で産み始めてください。高齢になってからの初産は母児共に危険が増加しますよ」ということです。ただ、男女共同参画など社会的な問題との絡みもありますので、女性が子供を産むための道具のような印象を与えない配慮が必要となり、どのように啓発すれば良いか難しい問題も含んでいますが、ここでは医学的な理由に絞ってお話しします。

妊娠適齢期とはいかに？　と言うと、最も安全に妊娠・出産ができる年代ということです。それはいつかと言えば、初産年齢が20代、できれば20代前半がベスト。第2子以降も若い方がベターということです。逆に言うと高年齢妊娠・出産はリスクが高いので避けましょうということになります。その辺のことを少しデータでお示しします。

１９７０年（昭和45年）の平均出産年齢は26歳でしたが、２０１０年（平成22年）では31歳と5歳上昇しました。平均年齢の上昇もさることながら、年齢分布では40歳以上の出産が１９７０年では０・５％とわずかでしたが、２０１０年では３・４％と7倍強に跳ね上がっています。これを35歳以上の出産年齢分布に拡大すると何と25％が該当します。このように高年齢出産が激増することによってさまざまな問題が起こってきました。

一つは流産の増加です。ちなみに20代の流産率は15％以下ですが、40歳の流産率は25％以上と2倍弱になります。また妊娠が継続できても、妊娠高血圧症、妊娠糖尿病など、妊娠合併症の頻度が高くなり、妊娠中のリスクが上がります。分娩では帝王切開が増え、当院でも30年前は帝切率５％以下でしたが、今では17％まで増えました。増加分のほとんどが35歳以上の高年齢出産です。その他、鉗子分娩や、吸引分娩も増え、高年齢出産のほとんどが何らかの異常を抱える難産で、とても安産は望めない状態だと言っても過言ではありません。

一方、高年齢妊娠による卵の老化は胎児の異常にも影響します。主に染色体異常児の妊娠が増え、前述したようにまず流産が増加します。新生児でも、例えばダウン症の場合、25歳では１２５０分の１くらいの確率ですが、40歳では１１０分の１くらいと10倍強も増えます。ダウン症児も最近は個性と言われるようになりましたので、発言には気をつけなければいけませんが、ダウン症の子供を産むのを望まない人にとっては大変なリスクです。

もっと基本的なことで、高年齢の人は妊娠したくてもできない人が大勢います。しかし、不妊治療の進歩により自然では妊娠できない高年齢の人が妊娠可能になりました。裏を返せば、自然界では妊娠できなかった人が妊娠するようになったのです。

子供が欲しくてもできない夫婦にとって、この不妊治療の発達は大変な福音ですが、一方で自然の摂理に反することになりました。ある年齢を過ぎれば子供を産むことは母児双方にとって危険なので、妊娠しにくくなるという自然の摂理から言うと、このような妊娠は潜在的に多くのリスクをかかえていると考えなければなりません。

すでに時が過ぎた人には不妊治療の力を借りてもいいから少しでも早く妊娠して欲しいのですが、若い人が「子供は40歳になってから考えればいいわ。いつでもできるわ」と思っているとしたら「それは大変な間違いですよ。リスキーなことですよ。妊娠適齢期に産んでください！」と声を大にして教えてあげなければいけないと考えています。

愛読者の皆さん！　あなたのライフサイクルの中に、ぜひ、妊娠適齢期を組み込んでいただいて、安産でハッピーな子宝計画を立てましょう!!

生活習慣病は母親由来

2005年5月20日

このコラムの愛読者の多くの方々は、現在子作り中、または子育て中の若い世代の皆さんだと思いますので、生活習慣病と言っても実感のわかない人が多いでしょうが、もう少し年を取って、壮年期に入ると多くの人が何らかの生活習慣病に罹って、医者通いを強いられ、毎日投薬やら、自己注射などをする羽目になります。

これらの心臓、血管系の病気や、糖尿病などは、その名の示すように、まさしく日頃の生活習慣の結果で、若い頃の暴飲暴食、不摂生などが原因で起こった、なれの果ての症状だと考えられていました。

そのため、患者さんは今の結果は自分の若い頃の生活態度に起因し、自己責任だと半ば観念して医者にかかってくれますので、医者にとってはどちらかと言えば扱いやすい病気の一つでした。

しかし、最近は小学生にも、肥満、糖尿病、高脂血症などの症状が出現し、大人になってから生活に気を付けてももうすでに遅く、乳幼児期からの食生活、睡眠、運動など、良い生活習慣が必要だと言われ始めました。そうなると自己責任以前に、親の責任かとも思いますが、否、もっと前からだという説が出てきました。

それは、胎生期、すなわち母親のお腹の中で決まるという説です。妊娠中の胎内環境が良くて、赤ちゃんが胎内で健やかに育ち、出生時に胎内週数に合った適正な体重で産まれた子は、低体重児や、巨大児に比べて、生活習慣病になる確立が、有意に低いという報告が出ました。

確かに、若い時に無茶をしても生活習慣病にならない人、反対に若い時から摂生して予防に備えたにもかかわらず罹っちゃった人もいます。これは遺伝も関係していますが、産まれた時にすでに決まっていたことかもしれません。そうなると一昔前にはやった小さく産んで大きく育てようというのは両方とも、生活習慣病には悪い方法だったことになります。

余談ですが、このように医学的常識、あるいは定説が、全く逆にひっくりかえることは、私が医者になってからの三十数年間の間にも時々ありました。

今でも思い出すと冷や汗ものなのが、新生児のうつ伏せ寝です。うつ伏せ寝にすると、ミルクの納まりが良く、誤飲も少なく、首の据わりも早くなり、おまけに頭が絶壁型にならず欧米人のような凸型の格好良い形になるなど、美容上でも良いことずくめの能書きでした。

しかし、それからしばらくして、新生児突然死症候群の確率が上がり始めました。欧米では仰向け寝の群とうつ伏せ寝の群を比較したところ、仰向け寝群の方が、有意に新生児突然死症候群の率が低いという発表が続発し、その結果、成熟新生児のうつ伏せ寝は5年も経たずに消滅しました。

我々としては、昨日まで勧めていたことを、今日急にあれは駄目ですと言わなければならなくなったことに非常に忸怩《じくじ》たるものがありました……。

話を本題に戻しますが、最近厚生労働省は、生活習慣病にならない子を産むための妊婦の栄養指標を出しました。その内容として、バランスの取れた栄養、ミネラルの摂取などはごく当たり前ですが、適正な体重増加を挙げていることに注目してください。最近過度のダイエットが流行して、元々の体重が低いのに、妊娠してもなお、体重増加を嫌う傾向がありますが、これは胎児にとっては不利な要因となります。

例えば妊娠前に45kg以下の痩せた人は、妊娠中に12・5kgの体重増加が適正です。このように栄養指標を基に、妊娠中の母親の健康状態を良好に保って、胎児がすくすくと育つ胎内環境を作ることが生活習慣病の予防に大事だということになります。そのためには、妊娠中の母親の摂生と産婦人科医の管理が重要な課題になってきます。

今、我々産婦人科医は元気な赤ちゃんを産んでもらうよう管理するだけでなく、その子の50年、60年先を見こした妊婦管理をしていることになります。

しかし、すでに現在成人である皆さんでも、予防はもう遅いと諦めないで日頃の生活では摂生を心がけてください。それももちろん生活習慣病の予防に役立ちます。それでも将来不幸にして生活習慣病になった場合は残念！

やっぱり若い頃の不摂生の付けが来た、自業自得と考えた方が生活習慣病という病名からも自然で分かりやすいと思います。

どうする！　妊娠中のインフルエンザ対策

2007年12月20日

このコラムをご覧の方には妊娠中の人も多いと思いますが、「妊娠中にインフルエンザに罹ったら私はどうなるの？　赤ちゃんへの影響は大丈夫？」とご心配だろうと思います。

まず妊婦さんご自身の症状ですが、1～3日の潜伏期間の後、風邪症状（のどの痛み、鼻水、くしゃみや咳）に加えて、38度以上の発熱、頭痛、関節痛、筋肉痛、全身倦怠などの一般的なインフルエンザの全身症状はもちろん出ます。しかもそれらの症状が重症化することもあり、特に心肺機能が侵されて重篤になることもありますので罹ったら早めの治療が必要です。

一方インフルエンザウイルスの胎児への影響は全妊娠を通じてほとんどないと考えられています。インフルエンザの一般的治療法としては48時間以内に抗インフルエンザウイルス剤を投与することで軽症に抑えることができるようになりました。

通常は妊婦さんにも使用しますが、これらの特効薬も胎児への影響を考慮して「治療上の有益性が危険性を上回ると判断された場合にのみ投与する」という製薬会社の責任転嫁の決まり文句がありますので、実際は使用しにくい面があります。そのため患者さんやご家族の理解を得られない時は安静と対症療法だけで、自然治癒を期待することになりますが、そんな時本人は辛い思いを長くしなければなりません。

やはり一番大事なことは、インフルエンザに罹らないように予防することです。インフルエンザは咳やくしゃみで飛び散ったインフルエンザウイルスが鼻やのどの粘膜に付着する飛沫感染が主な感染経路ですので、できるだけ人ごみに出かけないことです。
出かける時には面倒くさがらずにマスクをしましょう。帰宅したら手洗い、うがいは常識です。また休養、睡眠を十分にとり、栄養のバランスの良い食事を摂ることも大切です。そして室内の乾燥に注意し、湿度、温度を適切に調節しましょう。しかし、これだけではどうしても避けられない時もあります。

もう一つの防御策はインフルエンザワクチンの接種です。ワクチン接種によってたとえ罹っても症状を軽く済ませることができるからです。現在ワクチンの効果は70％以上と言われていますし、妊婦さんにもぜひ接種してもらいたいのですが、ワクチンの胎児への影響を心配して躊躇《ちゅうちょ》される人もいます。

基本的にはインフルエンザワクチンは病原性をなくした不活化ワクチンですので、胎児に影響を与えることはないと考えられていますが、それでも安全を期して、日本では接種時期について、自然流産しやすい妊娠初期を越えた妊娠12週以降が望ましいと厚生労働省勧告が出されています。

しかしながら妊娠初期にインフルエンザワクチンを接種しても胎児に異常の出る確率が高くなったというデータもないことから、予防接種直後に妊娠が判明しても人工妊娠中絶をする必要はないとしています。

米国では、米国予防接種諮問委員会が、インフルエンザワクチンは妊娠のどの時期に接種しても安全である、それゆえにハイリスク条件を持つ場合には妊娠３カ月未満であってもインフルエンザの流行が始まる時には躊躇なく接種すべきであると勧告しています。

そして米国疾病管理センター（ＣＤＣ）のインフルエンザワクチン接種勧告対象者にはインフルエンザ合併症のハイリスク（重症化する危険が高い）グループの中に、65歳以上の高齢者などと共に妊婦（流行期に妊娠４カ月以降に該当する者）も含まれています。


授乳中の影響についてはどうでしょうか、授乳婦人はワクチン接種が必要なハイリスクグループには含まれていません。この理由は、授乳婦人がインフルエンザに罹っても重症化する危険が増すことがないからです。

授乳をしていない他の人たちと同じ危険性であれば、ワクチン接種が特に必要とは言えないという考え方です。

しかし、授乳中のお母さんにとっては必要がないとしても、もしお母さんがインフルエンザに罹れば、お母さんの顔の近くで母乳を飲む赤ちゃんにもインフルエンザがうつる可能性は十分考えられます。

実際、お母さんからの二次感染で赤ちゃんが重症なインフルエンザになったという報告もあります。ただし母乳を介してうつることはありません。

また抗インフルエンザウイルス剤も「授乳中の婦人には投与しない」「投与する場合には授乳は避ける」とされています。したがって授乳中の方もインフルエンザに罹らないようにするのが一番大切なことと言えます。

またワクチン接種の効果が母乳を介して新生児に出現するとの報告もあります。授乳婦人はワクチン接種が必要なハイリスクグループに含まれていないのは事実ですが、日本の厚生労働省を含め接種不適合者としている報告はありません。米国疾病管理センター（CDC）も授乳中のワクチン接種は安全であるとし接種を奨励しています。


以上ワクチン接種に関する妥当な結論としては妊娠中の場合は米国CDCの勧告基準とし、接種時期は妊娠12週以降を対象とするということになります（私の私見は妊娠中いつでも問題ないと考えています）。授乳中の場合は妊娠中と異なり明確な判断基準はありませんが、原則として産後1カ月健診以降とする。接種回数は妊娠中、授乳中とも原則2回接種が良いとされていますが、1回でも十分役立ちます。

妊婦さんでまだワクチンを打ってない人は、今からでも予防接種を受けてください。その方が安心だと思います。それから、高齢者、お子さんもぜひワクチンを打ってください。老人は肺炎、子供は脳症など命取りになることがしばしばあります。

【追記】

今年の冬（２０２２年）はインフルエンザがはやると予想され、コロナワクチンとの併用が話題になっていますが、同時接種でも問題ありませんので、妊婦さんに限らず、皆さんぜひ同時に両方とも打ってください。

愛する人を守るため、風疹ワクチンを接種しよう！

2012年9月20日

今年、久しぶりに風疹がはやっています。昔はほぼ5年ごとに大きな流行があり、「今年は風疹がはやりそうですから気をつけてください」と妊婦さんに声をかけていましたが、最近は大流行にならないので、いつが最後だったか忘れてしまうほどでした（調べたら1994年〈平成6年〉が大流行の最後のようです）。

ところが、今年はまず、大阪、兵庫など近畿地方ではやり始め、今は東京など関東地方でも勢いを増しています。通常風疹は春先から初夏にかけて流行し、真夏を過ぎれば収まるのですが、今回はいまだに増加傾向が続き、8月の時点で通年の5倍に達しているとのことです。

我々産婦人科の医療機関では、梅雨明け頃から妊婦さんに注意を呼びかけていましたが、まだ名古屋ではそれほどはやっていませんので、皆さんあまり実感がないようで反応がイマイチです。しかし、名古屋でもそろそろ患者さんが出始めましたので要注意です。

そこで今月のコラムでは風疹について特集し、当院の妊婦さんだけでなく広く愛読者の皆さんにも注意を呼びかけようと張り切っていたのですが、先週くらいからテレビで2～3局が放送して先を越されてしまいました。「ムムッ！　残念」ということですが、テレビ局と張り合っても所詮無理で、それよりもテレビで取り上げたということはいよいよ名古屋にも迫ってきたということですので心配です。

なぜ風疹がそんなに心配かというと妊娠初期の妊婦さんが罹った場合、胎児が風疹ウイルスに感染し、先天性風疹症候群という、先天性心疾患、難聴、白内障、精神、身体の発達障害を持った赤ちゃんが産まれる可能性が強いからです。

先天性風疹症候群の起こる確率は、妊娠12週までに罹った場合、50%を超えると言われています。２人に１人を超えるというのはものすごい確率です。ちなみに40歳の高年齢出産では染色体異常の確率が急に高くなりますが、それでも１１０分の１ぐらいです。

では風疹について少し説明します。風疹は風疹ウイルスによって起こる急性の発疹性感染症で、主な症状として発疹、発熱、リンパ節の腫れが見られます。

風疹ウイルスは飛沫感染し（唾液のしぶき）、感染力があるのは発疹の出る２～３日前から１週間ぐらいですが、麻疹（はしか）や水痘（水ぼうそう）ほど感染力は強くありません。三日ばしかとも言われ子供では比較的軽症ですが、稀に脳炎などの合併症を起こすこともあり注意は必要です。また、大人が罹ると子供より症状が重めになり、１週間以上仕事を休まなければならなくなることもあります。

いずれにしても風疹そのものは一過性でそれほど重篤な病気ではありませんが、胎児に重篤な後遺症を残すことがあるので、妊婦さんが罹らないように注意を呼び掛けているのです。

風疹を予防するには風疹ワクチンの接種が最も有効です。風疹ワクチンは弱毒株ウイルスを培養・増殖させ、凍結乾燥したものですので、接種すればほとんど風疹の症状は出ることなく風疹ウイルスに対する免疫を得ることができます。

２００６年度からは、麻疹・風疹混合ワクチン（ＭＲワクチン）を1歳と5歳で2回接種するようになりましたが、それ以前は1回だけの接種だったり、中学生女子だけの接種だったり、不十分でまちまちな時代があり、現在十分な免疫を持っていない妊娠世代の若い人がたくさんいます。

ちなみに今年の流行でも、年齢別では20～30代の人が大半を占め、男女別では、男性が女性の約３・３倍も多いということです。

それでは今年の流行に備えてどう対処するかですが、まず、妊娠を予定している女性は風疹ワクチンを打って免疫をつけてください。ただ、風疹ワクチンは一応弱毒性ですので、安全を期して接種後2カ月は避妊することになっています。

次にすでに妊娠している方は、風疹の抗体検査を受けてください。現在は妊娠初期検査の中に風疹抗体価検査が公費負担で必須項目となっていますので、妊娠初期に産婦人科を受診すれば全員検査を受けることができます。

結果が適正な抗体価を持っていれば、再感染の心配はまずありませんので安心です。しかし、抗体価が高すぎる場合は、最近罹った可能性がありますので、ＩｇＭという感染時期を調べる精密検査が必要です。これが陰性なら以前に罹った時の抗体が高いレベルを保っているだけですから安心ですが、ＩｇＭが陽性の場合、3カ月以内に風疹に罹った確率が高いので、胎児が先天性風疹症候群に罹患する可能性も考慮しなければなりませんから、専門医に相談してください。

抗体価が陰性の場合は感染する心配があります。また抗体価が低い場合も再感染の可能性がありますので、罹らないように予防をしなければなりません。しかし、妊娠中は風疹ワクチンが弱毒性のため安全を期して打たないことになっていますので、妊娠5カ月末までは人混みや、幼稚園など小さな子供の集まるところに行かないといった消極的な予防が第一となります。

しかし、いくら人混みを避けても家族が持ち込んでくる可能性もあります。流行地への出張から帰ったご主人が拾ってくるかもしれません。今働き盛りの男性は予防接種行政のひずみで免疫を持っていない人が多いので、他人事とは思わずに、ぜひワクチンを打ってもらってください。また、上のお子さんもきちんとＭＲワクチンの定期接種を受けてください。

なお、授乳中は問題ありませんので、次の妊娠を考えている人には出産直後に接種するよう勧めています。また既に免疫を持っている人がワクチンを打ってもブースター効果で、抗体価が上がるだけで副作用はありませんが、それが嫌な人は抗体検査を先にして、陰性だったり、抗体価が低かったら打つという方法もあります。

今当院では、そろそろ名古屋でもはやり始めた風疹に備えて、「愛する人を守るため、風疹ワクチンを接種しましょう！」というちょっとキザなキャッチフレーズで妊娠を希望する女性、あるいは妊婦さんのご家族に風疹ワクチンの接種をお勧めしています。まだ実感がわかないかもしれませんが、転ばぬ先の杖が大事ですので、ぜひご検討ください。

乳幼児虐待死予防は妊娠中から！　２０１２年11月20日

乳幼児虐待死が連日のように新聞やテレビで報道されていますが、たぶん皆さんの印象では、大部分は２～３歳の幼児が被害にあっているのだろうとお考えだと思います。我々産婦人科医も児童虐待は我々の手を離れた乳幼児の出来事のように思えて今まであまり関心を持っていませんでした。ところが実態は多少違っていて、乳幼児虐待死亡児のうち、最も数の多いのが0歳児、しかもそのうちでも圧倒的に多いのが日齢０日児なのです。

昨年の実情を少し詳しく説明しますと、２０１１年度（平成23年度）の心中を除く虐待死数は４３７名ありましたが、そのうちの１９３名（44・2％）、約半数が0歳児でした。しかもその中の89名、46・１％が0カ月児、また89名中の76名、実に85・４％が0日児なのです。要するに昨年の虐待死乳幼児４３７名中76名、17・４％の新生児がその日のうちに葬り去られてしまったのです。何とも痛ましい出来事ですね～……。

この実情を知って、「この子たちを何とか救わなければならない」と日本産婦人科医会がこの問題を今年の最重要課題の一つに取り上げました。

０カ月、特に０日の死亡児は出生届も出ていないでしょうし、小児科にもかかっていないと思いますので、保健所や児童相談所など行政はもちろん、小児科でも察知できない状態です。そうなると、妊娠中から母親と接触している産婦人科のスタッフが事前に察知するための最も重要な役割を担うことになります。

事実、加害者の約60％が実母です。ちなみに実父は14％で、実母の交際相手は８％と意外に少ない率でした。

また、これらの実母の抱える問題点として、10代の若年妊娠（27・５％）、望まない妊娠（19・６％）、妊婦健康診査未受診、母子健康手帳未発行などが挙がっています。

このような出産後の養育について出産前から支援が必要と考えられる妊婦を特定妊婦と定義していますが、この特定妊婦と直接接する産科医療機関のスタッフは妊娠・出産・育児に悩む女性に最も近い存在ですので、虐待防止の最前線にいる者として積極的な対応が求められています。

しかし、０日死亡児などは、おそらく産科施設では産まれていないでしょうし、それどころか、妊娠中に一度も診察を受けてないかもしれません。それでは産科施設がいくらきめ細かい注意を払ってもキャッチできないことになります。

まれな例ですが、15～16歳の若年妊娠の人は、本人も家族も妊娠そのものに気づかないまま産み月を迎えることがあります。「まさかそんなことはないでしょう。見れば分かるでしょう」と思われるかもしれませんが、本人も家族も妊娠を全く想定していないので、少し太ったぐらいに思うだけで意外に目立たないものです。私も過去に数例経験しています。

いずれにしても、この問題に産婦人科は今年から積極的に取り組んでいます。愛知県では、4月から妊娠届出書の下段の部分に、妊娠に際して心配なことに関する13項目のアンケートの記入欄を設けました。この記載は当該施設と保健所に提出されますので、双方で特定妊婦を把握し、連携を取りながらフォローアップすることができます。ただ、母子手帳未発行、妊婦健診未受診の人たちには対処のしようがないので、その辺も踏まえた今後の対応が喫緊《きっきん》の課題となっています。

このように初めから育児放棄が心配ないわゆる特定妊婦ではなく、ごく普通のお母さんでも産まれてから子育て中に育児不安、育児拒否になる人がいます。程度の差はあれ、10人に1人は「産後うつ」になると言われていますが、その大きな原因に育児不安が挙げられます。この症状が高じれば虐待につながるわけで、この辺の状況を早く察知するには小児科だけでなく、産婦人科の関与が不可欠です。

日本産婦人科医会は、やっと今年重要課題に入れましたが、実は当院では10年以上前から小児科と共同でこの問題に取り組んでいます。「出産はゴールではなく育児のスタートだ」というとらえ方で、産後の入院中の母子ケア、特に育児サポートを重視してきました。まず、妊娠中にバースプランと、家庭環境や悩みごとなどを記載する母子ケアのための問診票を提出していただきます。今年からは妊娠届出書のアンケート内容も加味して分娩前から妊婦さんの状況を把握し、入院中に産科医、小児科医、助産師、看護師がそれぞれの状況に応じたサポートをします。

通常の入院期間内で心配な人には、母子入院という形である程度めどがつくまで入院を延長してフォローします。この場合、母親に「産後うつ」などの症状があれば心療内科医も加わります。退院後も小児科を中心にできるだけ長く母子ケアを続行して、不幸な事態を起こさないようにサポートしているのです。

かつて、私は母性愛とはどんな理屈も理不尽も超越した絶対的な愛だと信じていましたが、そんな崇高な母性愛はどこへ行ってしまったのでしょう……。悲しくなります（逆に最近はそんな言葉で女性を縛り付けるなという声もあります）。

話は飛びますが、先週あるテレビ局が「子育てウィーク」というコーナーで子育て不安が虐待につながると言った話題を取り上げていました。番組中でも、子育てに不安や悩みを持っている人は多く、不安を取り除くには妊娠中からのサポートが重要だと述べていましたが、その取り組みの一つとして「子育て相談所」を開いて妊娠中の心配事から子育て不安など妊婦の相談に乗っている助産師を紹介していました。

助産師としてのプロの知識と、３人の子育てをした自身の体験を踏まえて相談に乗っているということでしたが、行政では手の届かないきめ細かな良いサポートだと感心しました。

驚いたことに、この助産師は長年当院で働いていた元職員でした。いつの間に自己研鑽したのか。それとも私の教育が良かったのか？　いずれにしても当院で育った助産師がユニークな仕事をしているのを見てうれしくなりました。ただこの仕事、採算は合っているのかなと老婆心ながら余計なことが心配にもなりました。

蛇足ですが、最近私がこのコラムで書こうと思っていることを一足先にテレビが取り上げてしまいます。9月にも風疹流行の件で先を越されました。これは私の視点がタイムリーだと自慢すべきか、それとも先を越されて二番煎じになったと悔しがるべきか……⁉

母体血を用いた新しい出生前遺伝学的検査（ＮＩＰＴ）考

２０１３年4月19日

昨年の初め頃から、新聞報道などで話題になっていた「母体血を用いた新しい出生前遺伝学的検査（ＮＩＰＴ）」がこの4月（２０１３年）から、臨床研究という形でやっと一部の施設で実施されることになりました。

この検査法は妊婦への身体的リスクをほとんど与えずに母体血の採血だけで染色体異常

の検査ができるので容易に普及するだろうと予想されましたが、一方で、その簡便さがマススクリーニングにつながり、治療のできない障害が予測される胎児の出生を排除し、生きる権利と命の尊厳を否定しかねない生命の倫理の根幹にかかわる問題だという意見も出てマスコミをにぎわせました。

それを受けて、日本産婦人科学会はこの検査の問題点とあり方について検討するために専門の委員会を設け、その中には法学、倫理の専門家も加えて検討し、去年（２０１２年）の12月に「母体血を用いた新しい出生前遺伝学的検査」指針案を出しました。その後、パブリックコメントの意見も取り入れ、３月９日に「母体血を用いた新しい出生前遺伝学的検査」指針を決定し、４月から臨床研究という大変窮屈な形で実施することにしました。

指針の要点は、基本的姿勢として、このような出生前検査には、①妊婦とその配偶者に十分な遺伝的カウンセリングが必要であること、②適応基準を定めてマススクリーニングにしないことが挙げられています。

その結果、施設要件は、①染色体異常例について、十分な知識と豊富な診療経験を有する産婦人科専門医と、小児科専門医が常勤であること、②少なくともそのうちの一人は臨床遺伝専門医であること、③さらに産婦人科専門医と、小児科専門医が協力して検査を希望する妊婦に十分な時間を取って施行前後に遺伝的カウンセリングを行える体制が整えられていること、となりました。また、対象となる妊婦の要件は、①胎児超音波検査で、胎児が染色体数的異常を有する可能性が示唆された者、②母体血清マーカー検査で、胎児が染色体数的異常を有する可能性が示唆された者、③染色体数的異常を有する児を妊娠した既往のある者、④高齢妊娠の者、⑤両親のいずれかが均衡型ロバートソン転座を有していて、胎児が13トリソミーまたは21トリソミーとなる可能性が示唆される者、となっています。

ここまで読まれて、皆さんはこの検査のありかたについてどのように感じられたでしょうか？

安全な検査なのだから、染色体異常を心配している妊婦さんはもっと簡単に誰でも受けられるようにすべきだと考えますか？　それともこれくらい規制があった方が良いと思われますか？　あるいは生命の倫理にかかわるそんな検査は禁止してしまえと言われますか？

現実的にはこれだけの縛りがあると、そう簡単にはこの検査は受けられません。実はこの厳しい施設基準にもかかわらず手を挙げて参加した施設は、愛知県では名古屋市立大学と藤田医科大学だけです。

しかも、全国的には現在のところ、まだ15施設しか認定されていません。これでは県内に認定施設のない県が大部分で大変な労力が必要になります。例えば、岐阜県も三重県も認定施設がありませんので、この検査を希望する妊婦さんは、わざわざ血液検査のために何度も名古屋まで足を運ばなければなりません。

また、この検査は現在、13トリソミー、18トリソミー、21トリソミー（ダウン症）という胎児の三つの染色体数的異常に限って診断しています。その精度は99％という高いものですが、偽陽性もわずかですがありますので、陽性に出た人は羊水検査をして最終診断をすることになっています。それぞれの検査の結果が分かるのに約2週間ずつかかりますから、いくらカウンセリングを受けて理解しているとはいえ精神的には大変でしょう。

ちなみに料金は全額自費で、この検査が20万円、羊水検査が10万円ほどかかりますので、経済的にも大変です。そうなると、羊水検査を受けずに他の施設で妊娠中絶を受けてしまう人も出てくると思いますが、それを止めることはできないでしょう。

また逆にどうせ最終診断のために羊水検査をするのなら経済的なことも考えて、最初からある程度の危険を承知で羊水検査をする人も出てくるでしょうが、それではこの検査の良さを生かせません。

今は値段が高いので、学会が恐れているようなマススクリーニングというほどこの検査をする人はいないでしょうが、母体血の採血だけで済むという簡単な検査ですので、産婦人科の医者でなくても、何科の医者でも、極端なことを言えば検査センターでもできてしまいます。

安くなれば産婦人科学会の指針を無視して実施する他科の医療機関も出てくるでしょうから、それこそ適切な遺伝的カウンセリングも行われずにマススクリーニングとなり、安易な命の選別につながる可能性が出てきます。

それが問題であるなら、ある適応を満たしている人だけがこの検査を受けられるということにも矛盾を感じます。いっそのこと治療の可能性のない疾患の出生前検査・診断は一切するなと言った方が理屈に合っているような気がします。

今回は大変重い話になってしまいました。

しかし、我々のような生殖・生命の誕生に関わる者は、新しい技術が開発されるたびに、このような問題に直面します。生命の倫理に悖《もと》らずに、しかも妊婦さんたちの幸せのために新しい技術を取り入れていくにはどうすれば良いのでしょう？

このコラムの愛読者の皆さんはもちろん、広く各分野の人たちと今後十分な論議を重ねていかねばならない問題だと思っています。

【追記】

日本産婦人科学会は施設要件を大幅に緩和し、妊婦要件は撤廃して、現在では希望する妊婦さんは誰でも多くの産婦人科施設（当院も該当施設です）で検査できるようになりました。予想されたように、何の遺伝的カウンセリングもなしに安価で検査をする他科の施設が出てきて、その挙句、結果が陽性になれば産婦人科で相談しなさいと突き放され、結果的に我々産婦人科医が尻拭いをさせられる事例が増えたからです。

クラミジア感染症、若年妊婦に高率！

２０１５年７月21日

先日の新聞に「妊婦２万４０００人が感染か！　クラミジア、若年層で高率」という見出しの記事が載っていました。

これは公益財団法人「性の健康医学財団」が日本産婦人科医会の協力を得て、２０１３年10月から２０１４年３月までに妊婦健診を受けた32万９２８８人を対象に行った大規模調査の集計結果ですが、性感染症である性器クラミジアに２・４％に相当する８０３５人が感染していることが分かり、妊婦全体ではおおむね２万４千人が感染していると推定されると発表しました。

年代別の感染率は19歳以下が15・９％、20〜24歳が７・５％、25〜29歳が２・３％、30〜34歳は１・２％、35〜39歳は０・８％、40歳以上が１・０％で若年層に高率に感染しており、若い妊婦を中心に想像以上に広がっていて、妊婦以外の一般女性も相当数が感染していると推定されると解説しています。

性器クラミジアはクラミジア・トラコマチスという細菌が原因の性感染症ですが、妊娠中に罹ると一般的な症状の他に流産や早産のリスクが上がり母子感染も起こしますので、妊婦全例検査項目の対象となり、２０１１年から公費負担で妊婦健診時に検査が実施されることになりました。

当院でも全例の妊婦さんに性器クラミジア検査を施行していますが、０・５％弱の罹患率で全国平均よりかなり低い値ですので、クラミジア感染が高率になっているという実感は当院ではそれほどありません。

それでは性器クラミジアについて少し解説します。原因菌は先ほども書いたように、クラミジア・トラコマチスという細菌です。性感染症ですので、一般的には性行為によって感染します。特に10代の若年層に罹患者が多いのは、感染予防が不十分のままで性行為が行われ、しかも不特定複数との接触がある可能性が高いためだと言われています。

それにしても10代の妊婦さんで15・9％も感染者がいるとは驚きです。妊婦でこれですから妊娠していない10代ではもっと多いのではないでしょうか？　今の若い人の性行動はどうなっているのでしょう？

性器クラミジアは、性感染症の中では最も多く見られる病気ですが、それでも風俗関係など特殊な仕事に就く女性ではなく、ごく普通の若い女性にこれだけ蔓延しているのは驚きです。

余談ですが（余談ではなく大事なことだと思いますが）、性感染症予防については、避妊の知識も含めて、中学・高校生に徹底的に教育をする必要があると思います。

しかし、現状はあまりうまくいっていません。それは文部科学省の役人や教育委員会など教育界の指導者の考え方が堅いからだと思います。もちろん情操教育も大切で必要でしょうが、今の性行動の現実を知れば、望まない妊娠を防ぐこと、性感染症に罹らない知識を与えることも大事です。指導者の方々にはその辺を理解され、堅い頭を切り替えて既成概念を覆す英断が切望されます。

そういう私も以前は文部科学省や教育委員会のお偉方と同じ考えでした。今は現状に合わなかったと反省しています。

本題に戻ります。一般的には感染後数週間で発症しますが、女性の場合最初は無症状な場合が多く、進行すると子宮頸管炎が始まり帯下《たいげ》（おりもの）が多くなります。更に進むと子宮内膜炎、卵管炎を起こし子宮外妊娠や不妊症の原因になることがあります。またオーラルセックスによって、咽頭炎を起こすこともあり、最近は膣だけではなくて口腔内検査も必要になっています。

また、妊娠中は絨毛膜羊膜炎を起こし流産、早産の原因になることがあり、産道感染すれば、新生児が結膜炎、肺炎を発症することもあります。

性感染症ですので、当然男性も罹患します。男性の症状としては、尿道炎が多く、尿道から膿が出て排尿痛を伴います。進行すると前立腺炎、精巣炎を起こすことがあります。

治療法は抗生剤投与が主流で、特にマクロライド系のジスロマックという抗生物質が特効薬的に効きますので、ほとんど1回の投与で完治します。妊娠中も使用できますから妊婦さんに対しても比較的治療は簡単です。

ただ、クラミジアに感染していると、他の性感染症やＨＩＶの感染率が飛躍的に高くなることが分かっていますので早めの治療が大切です。また、性感染症ですので男女双方の検査をして、結果によっては双方の治療が必要となります。

いずれにしても、特に若い人は余計な性感染症などに罹らないように注意して、早く良い子を産みましょう！

不妊治療が保険適応になった　２０２２年３月18日

今年（２０２２年）の４月からほとんどの不妊治療が保険適応になります。人工授精などの一般不妊治療はもちろん、体外受精・顕微授精などの生殖補助医療も採卵から胚移植まで一連の基本的診療がすべて適応になりました。更に追加的に実施される可能性のある治療のうち、先進医療に位置付けられるものについては、保険診療と併用可能となりました。

これは日本生殖医学会が不妊治療の医療技術についてエビデンスの評価を取りまとめた生殖医療ガイドラインなどを踏まえて保険適応になったということですので、我々産婦人科医、特に不妊を専門としている者にとっては、実績が認められたということで大変うれしい限りです。

もちろん、最も喜んでいらっしゃるのは、赤ちゃんが欲しくて不妊治療を受けている不妊症のカップルの皆さんだと思います。

不妊治療の最大の難点は受診日数が多いこと、それも必ずしも予定できないこと、特定不妊治療助成金制度はありましたが、原則自費で高額なこと、しかも治療期間が長いこと、その挙句に生児獲得率が低いことです。

そのうちの最大のネックの一つ治療費が保険適応で安くなり、高額医療控除を使えばある程度定額で受けられるようになったことは不妊に悩んでいる人が不妊治療に踏み切りやすくなったでしょうし、長く頑張れる要因にもなるでしょう。我々も次の治療を勧めるのに費用をあまり気にしなくても良くなり、関係者にとっては大変有難い政策だと思います。

ただ、政府がこの不妊治療の保険適応を少子化対策の目玉のように宣伝していることには抵抗があります。確かに、今や出生数の13人に1人、約7・7％が不妊治療で生まれた子供です。少子化対策の一助は担っていると思いますが、元々赤ちゃんができにくい人を治療するわけですから、生児獲得率は20％ぐらいと低く、残りの80％は長い治療の末諦めてしまうという効率の悪いものです。そして対象も限定されます。

だから、もしも本当に政府が少子化対策を考えているのなら、普通に妊娠できる人がもっと産みやすくなるような政策を取った方が効果的だと考えて、機会あるごとにフランスなどを例に挙げて啓発していますが、私ごときの提案など取り上げてはもらえないようで残念です。

例えば、フランスでは出産手当金だけではなく（これは日本も出ていますが）、成人するまでの養育費も出ます。しかも２人目は１人目より手厚く、３人産めばもっと手厚く出すという政策を取りました。その結果、合計特殊出生率が１・89ぐらいまで上がり、なんとか人口減少が止まるかというところまで来ています。

合計特殊出生率とは１人の女性が一生のうちに産む子供の数を示しています。子供は女性しか産めませんので２人産んでやっと自分たちと同数の子孫が保てたということになります。ところが今日本では合計特殊出生率が１・34（２０２０年）ぐらいですのでどんどん出生数は減っていきます。

それでもフランスのような政策を取らないのは、育児支援事業費は不妊治療の保険適応費用とは桁違いの予算が要りますので二の足を踏んでいるのかもしれません。だが不妊治療の保険適応くらいで少子化対策に力を入れていると言われても違和感があります。

厚生労働省が２０２１年の人口動態統計（速報値）を出しました。それによると出生数は84万２８９７人で前年比2万９７８６人減、これは6年連続で過去最少を更新したそうです。一方、死亡者数は戦後最多の１４５万２２８９人で、人口の自然減は60万９３９２人で過去最大となりました。人口減に歯止めがかからず、社会保険制度の維持も危ぶまれると解説していました。

天下国家にとっては少子高齢化問題は5～10年先の心配でしょうが、我々産科病医院にとっては明日の経営に直接響く死活問題です。ぜひ喫緊の国家的対策をお願いしたいものです。

蛇足ですが、不妊に関してこんな記事を見つけました。参考までに……。

今まで、母親が高齢になるほど生児出生率が低くなることは知られていましたが、高度生殖補助医療では父親の年齢はあまり関係ないと考えられていました。確かに年齢と共に精子数、運動率は落ち、奇形率は上がりますが、それでも何千万もいる精子の中から一番元気そうな一匹を取り出して受精させるわけですから、問題ないだろうと思っていました。

ところが米国のベス・イスラエル・ディーコネス医療センターが実施した研究で、父親の年齢も不妊治療の結果に影響することが示されました。母親は同年齢でも父親が高齢になるほど体外受精による生児獲得率が低下することが分かったということです。

男性も早めに子作りに取り組みましょう!!

厚労省が産後健診に助成金決定！

2017年3月21日

出産後の母親が育児への不安や重圧によって精神的に不安定になる「産後うつ」を予防するため、厚生労働省は２０１７年度から、産後健診の費用の助成を決めました。しかも、産後健診を産後２週間と１カ月の２回するよう定め、それぞれ５０００円を上限として２回とも費用を助成する予算を組みました。

しかし、費用の半分は地方の各市町村が負担することになっていますので、市町村の懐具合や首長や議会の判断によって産婦さんの受けるサービスに差が出てきます。極端なことを言えば、今回の助成金を出さない市町村もあるかもしれませんし、どちらか１回しか出さない所もあるでしょう。
幸い名古屋市は２回とも５０００円を助成すると３週間ほど前に発表しました。いつも渋ちんの名古屋市としてはよく頑張ったなと思います。

余談ですが、当院に通院してくださる妊産婦さんは名古屋市の方ばかりではありません。近隣の日進市とか尾張旭市とか瀬戸市などの方も来てくださいます。名古屋市と近隣の市町村との間に補助金の差があるということは住む場所によって負担金が異なることになりますので、妊産婦さんにとっても不公平感があるでしょうが、医療側にとっても、事務的に煩雑になって大変です。
他府県から来る実家分娩の人もおられますし、できたら妊娠・分娩に関する助成金制度は全国統一にしてもらいたいものです。

さて、日本では産後健診は産後１カ月目の健診が主流で、ほとんどの病院が産後１カ月健診のみを実施し、２週間健診はしていませんでした。そして、１カ月健診では主に子供さんの発育と褥婦《じょくふ》さんの身体的回復を診察して通常の日常生活に戻って良いかどうかを判断するのが目的でした。

ところが今回は産後2週間健診を追加しました。これはなぜかと言うと、出産後の母親が育児への不安や重圧によって、精神的な不調に陥るのは産後2カ月頃までに多いのですが、中でも「産後うつ」の発生リスクが高いのが産後2週間頃だからです。このため2週間健診は母親の身体的回復のみならず、授乳など子育ての悩みを幅広く聞き、精神的回復ができているか診るのが主な目的です。

「産後うつ」は約10人に1人が経験すると言われ、決してまれな症状ではなく、深刻化すれば乳幼児虐待や育児放棄につながったり、自殺を招いたりする恐れもありますので、不調の兆しを早めに見つけ、もし支援が必要ならば、育児相談や宿泊・日帰り産後ケアなどの対応を進める必要があるからです。

妊婦さんのほとんどは大なり小なり妊娠・出産に対する不安、育児に対する不安を抱えています。特に産後は10%位の人が「マタニティブルーズ」や「産後うつ」を経験するわけですから、その時期のケアがうまくいかないと、子供に対して育児放棄、果ては乳幼児虐待と進んでいく危険があります。

これらを踏まえて、私は以前から妊産婦のメンタルヘルスケアの重要性を訴え、当院では妊婦・褥婦の精神的ケアを実践してきましたが、やっと厚生労働省が認めてくれたような気がしてチョットうれしい気分です。

母親の精神的状態を把握するために「エジンバラ産後うつ病質問票」「育児支援チェックリスト」「赤ちゃんへの気持ち質問票」「抑うつエピソードチェック票」などのチェック票を使って判断しています。

参考のために最近よく使われている、「抑うつエピソードチェック票」を示します。

精神的な不安が気になる人は（褥婦さんでなくても）試してみてください。

抑うつエピソードチェック票

□ 1. 気分が落ち込む
□ 2. 興味がない、楽しくない
□ 3. 美味しくない、食べすぎ
□ 4. 眠れない、眠くて仕方ない
□ 5. 自分は役に立たない、申し訳ない
□ 6. この世から消えてしまいたい
□ 7. へとへと、何をする気も起きない
□ 8. 考えが進まない、決断できない
□ 9. そわそわ落ち着かない、動きが乏しい

1、2のいずれかを含む、5項目以上の症状が毎日、2週間以上続く場合はうつ病。精神科への紹介が必要と判断します。

皆さんはいかがでしたか? 5項目以上ないことを祈ります!!

ほっと息抜きコラム

「ワールドカップは面白い！　日本が勝てばもっと面白い！」　2006年6月20日

サッカーのワールドカップドイツ大会が始まって約10日、新聞、テレビの報道も盛り上がっていますが、私自身も結構興奮して乗りまくっています。そのお陰でお産も取ってないのに、連日睡眠不足で疲れ気味です。

やっぱり世界の一流選手がそれぞれの母国に戻って、国の威信をかけて戦う試合ですので、テクニックの素晴らしさだけでなく真剣勝負としての迫力も満点で、いつものJリーグや、ヨーロッパのクラブチームの試合とは比べ物にならない緊迫感があります。そこが世界中の人々を魅了して、ナショナリズムとも重なって何億という人が夜中にもかかわらずテレビ観戦する理由でしょう。

私もその一人ですが、できれば同席の観戦者がもう少しサッカーを知っている人だともっと楽しいのですが……。時間帯のせいもあって自宅で最愛の妻と観ることになるのは仕方がないとして、大事な時にチンプンカンプンな質問をされたり、急にイケメン選手の彼女の話をされても興ざめですし、逆に今のプレーの作戦的なこととか、技術的なことを話しても反応が悪いし、イマイチ乗れないところがあります。もしスポーツカフェなんかで見ていたらもっと興奮して楽しいでしょうね……。

もっとも彼女は彼女なりに新聞やテレビで勉強して私にほめられようと努力しているようですし、何より夜食やコーヒーを無料で出してくれますので文句は言えません。ただ日本戦の時はもう少し静かに冷静に選手を罵倒しないで観て欲しい。

さて個々の試合については皆さんの記憶からも遠のいていることだと思いますので、ここでは省略しますが、ヨーロッパの選手のものすごい技術レベルと大きな体格には日本選手はとても太刀打ちできない、かなわないと思いながら、それでもやはり日本人ですので「日本頑張れ、日本勝て！」と声を大にして応援してしまいます。

解説者が「後は精神力だ」とか言っていましたが、精神力だけでは体が付いていかないようで、やっぱりフィジカル面の強化が必要のようです。

それにしてもどうして日本ばかりが、酷暑の昼間に二度も試合を組まれたのでしょう。日本のテレビ局の思惑が裏目に出たと勘ぐってしまいます。

サポーターや、街角の若者のインタビューを聞いていて思ったのですが、結構みんな愛国心を持っていますので、政治家や教育委員会のメンバーが心配するほどのことはない。わざわざ学校で愛国心教育をしなくても、スポーツの応援などで自然に植えつけていったほうが本物の愛国心が身につくような気がします。

それとサッカーだけではなく、どんなスポーツでもスポーツをやっている若者は結構根性があるし、そして体力もつく、またチームワークというか人と人との調和も学べます。我慢ができない、すぐキレる、周囲に対する思いやり、気配りができないといった若者の風潮を正すには学校でのスポーツクラブの入部を必須にするのが良いのではないかなどと、余分なことを考えながら、ついうたた寝をしてしまうこの頃です。

今病院では新院長をはじめ、新任の人達が病院の運営について懸命に努力している時なのに院長を交代したからといってサッカー三昧で良いのかなぁと少し後ろめたい気もしますが、日本が負けていなくなるまでもう少し楽しませてください。たぶん決勝リーグには行けないでしょうから……。

でも日本頑張れ！　日本勝て！

第三章　お産はドラマチック

初夢は快適、和痛、短時間分娩⁉

２００８年１月18日

そもそも私が30年前（１９７８年）に開業したのは、当時の患者不在、妊婦無視の産科医療に疑問を抱き、「患者さんに優しい周産期病院の確立」に挑戦してのことでした。それから30年、医療的にも、アメニティの面でも様々な改革、改善を実践し、当時に比べれば今は妊婦さんにとって随分快適な分娩ができるようになったと思います。

しかし、最も肝心な妊婦さんの分娩時の苦痛からの解放という大命題がいまだにあまり解決されていません。もちろんマタニティビクスとか、アロマセラピー、ラマーズ法などの和痛分娩、硬膜外麻酔による無痛分娩、陣痛促進剤の効果的使用による分娩時間の短縮など、それなりに成果も挙げてきましたが、まだまだ、苦痛に耐え切れずに帝王切開になる人が少なからずいます。最近は高齢出産が多くなった分、帝王切開が増えた印象すらあります。

苦痛の原因は色々あるでしょうが、私の経験した数多くの妊婦さんの状況を総括すると、陣痛の痛みと、分娩時間の長さの二つに集約されると思います。陣痛の痛みに関しては短時間なら耐えられるが、長引くと我慢の限界を超えてしまうということですので、結局は分娩時間を短くすることが究極の目標になります。

分娩が始まってから、あまり痛みも感じないうちに数時間で子宮口が全開大し、児娩出期には少しは陣痛の痛みを感じるが（できればこの時期でも痛みを感じないで）短時間で娩出し分娩が終了する。実はそんな夢のような分娩ができそうなのです。

それはプロスタグランジン（PGE_2）の膣錠を使う方法です。陣痛促進剤として既に一般的に使用されているプロスタグランジン（正確にはPGE_1、PGE_2、$PGF_{2\alpha}$ の３種類）という薬がありますが、PGE_2膣錠は経血管投与（注射剤）や、経口投与（内服剤）より、直接膣や子宮頸管内に投与するので効果が優れていることが分かっています。しかもPGE_2膣錠の頸管内投与の場合は子宮頸管軟化作用が著明であることも分かってきました。

文献によれば、絶対的帝王切開術適応症例を除く、24例の初産婦にPGE_2膣錠（１㎎含有）１錠を後膣円蓋部に挿入することによって、全例経膣分娩に成功し、しかも分娩所要時間が２～６時間台に集中した。また、新生児のアプガースコア（赤ちゃんの元気度を示すスコア。10点満点で、７～10点が正常）も正常で、過強陣痛も起こらなかった。一方全く自然に経過した20例の分娩時間は最短6時間5分、最長39時間5分とバラバラで平均16時間を要した。しかも胎児の状態悪化による帝王切開が4例もあったと報告されています。

また別の文献ではPGE_2膣錠の強力な頸管軟化作用によって和痛効果が生じ、陣痛の痛みをそれほど感じないと報告されています。ですから、この方法が普及すれば分娩の苦痛が軽減され、お産に対する女性の恐怖心も和らぎ、挙児希望が増えて、少子化対策にも役立つでしょう。一方、分娩時間の短縮だけでなく、分娩時間の予測もできますので、日中計画分娩には最適な方法です。

例えば、朝9時に入院して治療を開始すれば、6時間以内の午後3時までには分娩が終了することになりますから、スタッフの多い日勤時間帯の分娩となり、もし異常が起こった時でもスタッフがそろっているので患者さんにとっては安全ですし、産科医、助産師不足で医療崩壊状態にある産科医療にとっても過重労働を少しでも減らせることになります。

上手に活用すれば、妊婦さんが楽なだけでなく、産科医療に大きな福音をもたらす有益な方法になるだろうと期待されます。

ただ残念なことに日本ではこの膣錠は発売されていません。分娩促進剤に対する厚生労働省のヒステリックなまでに神経質な対応のため、いまだに認可が下りないのです。プロスタグランジン開発に関して日本は先進国でしたが、厚生労働省の消極的姿勢のため、研究が進まず、今では外国に遅れをとってしまいました。せっかく日本で研究された方法なのに日本の妊婦さんに活用できないとは残念なことです。

もちろん、こうした完全な管理分娩に異論を唱える人もおられると思います。その人たちは自然分娩で臨んでください。しかし、安全でしかも快適な分娩を目指す当院としては、この計画的日中分娩法を早い時期に取り入れて、患者さんに優しい周産期病院を名実共に確立したいと初夢を見ています。

【追記】

結局PGE_2膣錠の分娩促進使用は許可されませんでしたので、計画的日中分娩は初夢に終わりました。

日本に難民出現？　こともあろうにお産難民！　2007年3月20日

今月は少し重いお話です。しかしぜひ若い妊娠世代の皆様に知っていただきたい事柄ですので我慢して読んでください。

最近「産科医療崩壊」とか「お産難民出現」とかいった見出しの報道を新聞やテレビで見かけるようになりました。その論調もおおむね実情を的確に把握しており、医療者側に好意的な内容になっています。2~3年前までの産科バッシング一辺倒だった報道姿勢に比べると隔世の感があり、昨今のマスコミの論調の変わりように戸惑いも感じますが、とにかくやっと気付いてくれてありがたいと思っています。

そのお陰で、今では産科崩壊を防ぐためにはどうすべきかと医療者側の立場に立って国会で質問してくれる議員も現れました。それにしても報道の姿勢によって世論の流れをも変えてしまうマスコミの力の強さに改めて凄さを感じ恐怖さえ覚えます。

どうかジャーナリストの皆さん、独善的で、傲慢にならず、謙虚で公正な報道をお願いします。

それはともかく、事態はすでに遅きに失した感があり崩壊はかなり進んでいます。なぜお産難民が出るほど、産科の施設が減ってしまったかと言いますと、一にも二にも産科医の激減にあります。その結果、地域の中核病院でも安全な2次医療を行うのに十分な産科医の確保が困難となり、産科病棟を閉鎖する羽目になりました。そうなるといざという時に送る高次病院がなくなったので、周りの産科の開業診療所も不本意ながらお産を断念せざるを得ません。こんな連鎖反応がまず過疎地の地方都市から始まり、今では大都市周辺にも波及してきました。

そもそも産科医が絶滅危惧種になった原因の一つは、他科の医者に比べて極端な過重労働、それに見合う報酬の担保のなさ、もう一つは医療訴訟の多さ、最近では刑事事件となって逮捕されてしまうことさえある不条理、一方中小病院での助産師不足、高齢の産科医のお産からの撤退、女性医師の増大、新研修医制度による大学医局の微力化などが挙げられます。

日頃少子化対策を国の最重要課題だと宣伝している行政、特に厚生労働省には前述の諸問題の早急な対策を立ててもらいたいものですが、実は前述の原因のいくつかは、厚生労働省の遠謀深慮な政策によって起こったことでもあるのです。

例えば新研修医制度。これは卒後すぐ専門科を決めずに臨床研修病院で２年間の卒後研修を行う制度です。このこと自体は医師にとっても患者さんにとっても良いことだと思いますが、それによって大学離れが進み、大学医局の人事が機能しなくなり（ここまでは厚生労働省も読んでいて、あるいは医局の力が落ちることを望んでいたのかもしれませんが）、僻地病院などの関連病院への医師派遣ができなくなったり、また産科勤務医の過酷な実情を研修医が知りすぎて、産科希望者が進路変更をしてしまう事態が起こったりまでは厚生労働省も想定外だったと思います。

余談ですが以前は卒業と同時に専門科を決めてその医局に入ってから研修をしていたので、生命の誕生の神秘に魅せられた夢多き医学生を現実の過酷さを知る前に産科に勧誘することができたのですが……。

あるいは助産師不足。これは今に始まったことではないのですが、足りない人数分を１９６５年（昭和40年）から日本産婦人科医会立の産科看護学院を卒業した産科看護師を医師の助手として補うことで対処してきました。ところが２００２年（平成14年）厚生労働省は看護課長通達という形で突然看護師の内診は違反だと言い出しました。

しかしその代わりに助産師学校を増やすなどの対案については全然考慮がありませんでした。医師が一人の妊婦さんに四六時中付きっ切りでは病院が機能しませんので、助産師の足りない診療所では分娩を制限するか中止するしかありません（これも分娩のセンター病院集中化を企てている厚生労働省の作戦かもしれませんが……）。

うがった見方はさて置き、近頃の若者気質では同じ給料なら楽な科の方が良いと考える医者も多いでしょうが、産科を志す者ならある程度加重労働は覚悟していると思います。

私も若い駆け出しの頃は当直の多さや緊急呼び出しはあまり苦になりませんでした。むしろ率先して月に15～20日くらい当直をしていて、家には3日に1度下着を取りに帰るくらいでした。もちろん少しでも早く経験を積みたいという向学心に燃えてのものでしたが、無給医でしたので小遣い稼ぎの意味も本音ではありました……。

研修医が実情を見て産科を嫌になるのは、加重労働そのものではなく、それを正当に評価されないということが一番だと思います。

例えば夜中に起きてお産に立ち会い、全ての処置が終わって「おめでとう」と言っても、本人からも立会いのご主人からも「ありがとう」の一言も言ってもらえないことが多い現実。ましてや結果が悪ければ直ぐクレームが付き、散々詰問されて、まるで故意の犯罪者のように言われた挙句、訴訟になる。

これでは医者として誇りを持って働けない、もっと信頼関係の保たれる科を選ぼうということになると思います。

そもそもお産が全て安全で母児健全に産まれるなら、産科学という学問など必要ありません。しかし現実にはいくつかの異常が起こり、母児いずれかに不幸な転帰が出るので、産科学が起こり発達してきたのです。

太古の昔と比べなくても正確な統計がある１９５０年（昭和25年）と比べてもこの60年弱で、周産期死亡率で15分の１、母体死亡率では実に30分の１に減りました。その間の産科学の進歩は凄いものがありますが、それでもなお、今でも周産期死亡率で１０００分の３、母体死亡率で10万分の５ぐらいはあるのです。

まだ産科学は完璧ではありません。このことを皆さんには理解して欲しいと思います。

いつ頃からか日本ではお産神話のようなものができて、どこで産んでもお産は心配ないから、医療的なことよりもアメニティの良い、付加価値の高い産院を選ぼうというような風潮になりました。

産科医にとってそこまで信頼されているのならうれしいことですが、現実には安全神話には少し早いようで、産科学は発展途上です。どんなに手を尽くしても不幸な転帰をたどる例が少数ですがまだあります。

その辺を国民の皆さんが理解してくださらないと、また行政も無過失保障制度の導入など、この点の対策に一番力を入れてくれないと、結果が悪ければ即訴訟では、我々既存の産科医もお産をやめたいし、新しい産科医のなり手もないでしょう。

そうなれば、わずかに残った産科施設に妊婦さんが殺到し、あふれた多くの哀れな妊婦さんたちは劣悪な難民キャンプのような環境で医療の恩恵も受けられず、命をかけてお産にチャレンジせざるを得なくなるような状態になってしまいます……。

喫緊の問題として、我々医療者だけでなく国民全体で対応策を考えなければならない時期がきていると思います。

周産期救急医療とハイリスク妊娠

2007年9月20日

最近連日のように「奈良県でハイリスク妊娠の患者がたらい回しにされて、死産になった」とマスコミに取り上げられ話題になっています。

最初の報道姿勢は各社とも、ご多分に漏れず次々断った病院が悪いといったニュアンスでしたが、さすがに今回はその背景について検討する記事も出始め、当院にも新聞社やテレビ局の取材がありました。主に「愛知県では周産期医療救急システムはできているのか、機能しているか」また「ハイリスク妊娠とはどのような妊娠を言うのか」といった取材です。

愛知県では周産期医療救急システムは、システムとしてはほぼ全県を網羅しております。しかし十分に機能しているかというと、産婦人科医、小児科医不足、あるいは、新生児集中治療室（NICU）の慢性的満床などが原因で、危機的状態のまま何とか回っているというのが実状です。このまま行けばいずれ奈良県状態になるでしょう。

一方、ハイリスク妊娠とはいずれハイリスク分娩になる可能性のある妊娠を言います。

しかしハイリスクかどうかは本人には分からないことが多いので、妊娠したと思ったら産婦人科医にかかって経過観察を続ける必要があります。等々詳しく説明しましたが、私の意図が正しく伝わるような記事がなかなか出ませんので業を煮やして、このコラムに書くことにしました。

周産期医療救急システムの構造的欠陥については、もはや個人のレベルを離れて行政の問題になってきていますので別な機会で論ずるとして今回はハイリスク分娩について話します。

現在健康保険上ハイリスク分娩加算が認められているのは次の6ケースです。

1．妊娠22週から27週の早産。この時期の分娩では新生児は必ず未熟児ですので、死産になったり、命は取り留めても障害を残したり、新生児にはかなりハイリスクです。従ってＮＩＣＵのある病院での分娩が望ましいということになります。

ではどんな妊婦さんが早産になりやすいかと言うと、まず多胎妊娠。最近は不妊治療で双胎妊娠の人が増えました。本人たちはなかなかできなかった子供がいっぺんに二人もできてうれしいかもしれませんが、どうしても早産になりやすく、その結果ＮＩＣＵの保育器を2台も占領してしまい、どこのＮＩＣＵも慢性的な満床状態になっています。これが緊急搬送のできない大きな原因の一つです。

それから子宮頸管無力症。これは妊娠中期から子宮口が開いてしまい、陣痛が付いてきて早産になる病気です。早産を視野に入れながらの高次病院での入院管理が必要になります。

次は感染。特に絨毛膜羊膜炎を起こすと早産期破水となって早産することがあります。また子宮筋腫のある人は子宮収縮を起こしやすく流早産になりやすいです。

2．40歳以上の初産婦。保険上の定義は40歳以上となっていますが、我々の印象では35歳以上はほぼ同じと考えています。要するに難産になりやすいということです。なかなか分娩が進行せず、そのうち胎児切迫仮死などが起こって緊急帝王切開になる可能性があります。また妊娠高血圧症にもなりやすく、母子共に注意深い管理が必要です。

私の勝手な想像ですが、中肉中背で普通の体格のこの人が、もし25歳で妊娠していたらきっと安産だっただろうなと思うことが時々あります。このコラムでもしつこく提言していますが、子供の欲しい人はぜひ20代で最初のお子さんを産んでください。これはあなたにとっても、管理する我々にとってもとても幸せなことですから！

3．分娩前のＢＭＩ（肥満指数）が35以上の初産婦。肥満は初産に限らず、妊娠、分娩にとっては大敵です。妊娠糖尿病や、妊娠高血圧症になりやすいだけでなく、難産の元になります。私の経験から言うと、特に小柄で肥満の人は帝王切開になる確率が高い気がします。

4．糖尿病合併妊娠。元々糖尿病があって妊娠した人はもちろん、妊娠してから糖尿病を発病した人も、妊娠中は肥満傾向になり、胎児は巨大児になりますが、体重が多いわりには、肺機能などの発育が悪く、分娩時の新生児異常が起きやすいです。そうでなくても母親は肥満、児は巨大児ですから難産となるのは間違いありません。

5．重症妊娠高血圧症。皆さんには妊娠中毒症と言った方が分かりやすいかもしれませんが、現在は妊娠高血圧症と言っています。この病気は重症になると母親にヘルプ症候群、分娩子癇などの重篤な症状をもたらしますが、胎盤にも悪影響を与え、胎盤機能不全を起こして、胎児発育不全、もっと進めば胎内死亡も起こる怖い病気ですので、重症にならないよう慎重な管理が必要です。

6．常位胎盤早期剥離。普通胎盤は赤ちゃんが娩出した後で子宮から剥がれるものですが、胎盤早剥は赤ちゃんが出る前に剥がれてしまう病気です。剥がれる程度にもよりますが赤ちゃんは直ぐ仮死になり、状態はどんどん悪化します。母親も短時間のうちに出血多量で重篤な状態になりますので極めて緊急な帝王切開が必要になります。

大抵の場合は陣痛が始まって、病院に来てから起こることが多いので、何とか母児共に救命できますが、胎盤早剥が起こってから運び込まれたのでは、児の予後は極めて悪いものになります。妊娠高血圧症が原因と言われていますが、その兆候のない人にも発病しますし、なにぶん突然起こるので厄介です。胎盤関連では前置胎盤もハイリスク分娩を想定しなければなりません。

このようにハイリスク分娩を起こし得るハイリスク妊娠は多々ありますので、妊娠したら何はともあれ、まず産婦人科医の管理を受けてください。それがもし何かあった時に無事な分娩をするために大事なことだと思います。


【追記】

現在は周産期緊急医療システムが当時よりは随分整備され、お産難民とか奈良県状態になるほど切迫していませんので安心して妊活をしてください。

いつまでたってもお産は怖い

2005年6月20日

いつ頃からか、おそらくここ10年くらいになると思いますが、お産に対する安全神話のようなものが、妊婦さんたちの間に広まってきました。産むこと自体はそんなに心配ないから、安全面ではどこで産んでもほぼ一緒だというわけで、病院選びも、分娩、産褥を通していかに快適なサービスが受けられるかどうかが、条件の第一番目になっているようです。

もちろん当院でも、そうした患者さんのニーズに応えるべく、施設面や、接遇面で、快適さを高め、アメニティの部分にも重きを置いております。また、国の方針でも、『健やか親子21』の中で、安全で快適な分娩を目標に挙げていますので、それはそれで良いのですが、ただお産は決して軽くなったわけでも、楽になったわけでもありません。

確かに統計上では、50年前に比べて、周産期死亡率で10分の1、妊産婦死亡率に至っては30分の1に減っています。しかし、この結果は自慢するわけではありませんが、産科学の発展と、我々産婦人科医を始めとする医療者の努力によって、飛躍的に産科管理が進歩したからなのです。

50年前に比べて、女性の肉体が分娩しやすいように進化したわけではありません。それどころか、50年前に比べて母の出生年齢が5〜6年上昇し、高齢出産が多くなった分、難産率も上がっています。決して昔に比べてお産が簡単になったのではないのです。周到な分娩管理によって悪い結果が減っただけです。

ですから、分娩を自然の成り行きに任せておけば、高齢出産が増えた分、50年前か、それ以上に、異常産が多くなり悪い転帰が増えるでしょう。

これから妊娠、お産をしようと思っている皆さんに、産婦人科のコラムで水をさすようなことを書いて申し訳ありませんが、大袈裟に言えば、お産は昔も今も変わらず、女性にとって命をかけた一大事業だということを認識して欲しかったのです。

「お母さんも赤ちゃんもお元気ですよ」と言えるために、我々、医療スタッフは一例一例のお産に必死で取り組んでいます。妊婦さん自身も大事な大仕事をするのですから多少の苦しみには耐える覚悟をして来て欲しいと思います。決してルンルン気分ではお産はできません。

医療者側から見ると、お産は不安定要素がいっぱいなので通常の病気よりかえって怖い感覚があります。妊娠中全く正常に経過した人が、分娩が始まって急に異常を起こしたり、分娩の過程で急変したり、とにかく、お産は終わるまで安心できません。

私も産科医になって40年近く経ち、その間3万例以上の分娩に立ち会ってきましたので、他人様からは、学問的にも経験的にも技術的にもある程度完成されているだろうと思われて、「先生のようなベテランになればお産が入っても、慌てることはないですよね。落ち着いて悠々たるものですよね」などと言われますが、実は、ことお産に関しては今でも怖い。

確かに色んな例に遭遇してその都度適切な対処をしてきて、経験も技術も豊富なつもりですが、お産は一例一例経過が違い、思いどおりに進行しないことも度々ですから、分娩時間が長引いてくると、このお産はどうやって安全に進めていこうかと種々思い巡らし緊張が高まります。一方で最近の妊婦さんは我慢の限界が早く来て、「もう我慢できない。お腹切って!」ということになりがちです。

帝王切開すること自体は早く結果が出て我々にとっても安心ですのでかまいません。ただ、もう少し頑張れば親に負担の多い帝王切開をしなくても、経膣分娩できそうな場合、そのことを妊婦さんやご家族に説明して納得を得たいのですが、これがまた難しい。

本人よりも、ご主人や、お祖母ちゃんになる人の方がなお難しい。「こんなに痛がっているのに、ほとんど進まない、可哀相で見てられない、耐えられないから何とかしてやってください」。本人が耐えているのに励ますべきご主人が先に参ってしまってどうするんだということですが、これなどは夫立会いの逆効果ということでしょうか。

また、お祖母ちゃんが「私は3人も子供を産んだが、こんなに苦しむお産は初めてだ。何かおかしいのではないか」とおっしゃる。たまたまお祖母ちゃんの場合は安産だったようで良かったけれど、個人的な3回だけの経験で全ての分娩を判断されても困ってしまいます。

私は男だから、お産の経験は一度もないけれど3万例の分娩管理を通じて、こんなお産がよくあり、どうすれば順調に経過するのか、お祖母ちゃんよりはよく知っているつもりです。でも時間がどんどん過ぎて、思うように進んでいかないと、赤ちゃんのこと、お母さんのことなど色々想定して心配になってきます。

私はいつも妊婦さんのそばにいるわけではありませんが、進行経過のモニターを見ながら全神経を集中して次の一手を考えています。すると、信じてもらえないかもしれませんが、胸がキューンとなって食事の時間になってもほとんど食欲が湧きません。

そしていよいよ分娩となると、最後の詰めを誤らないようにと、いまだに初めて戦場に向かう若武者のように緊張して分娩室に向かいます。やがて無事にお産が終わると、全身の緊張がスーと抜けて、新お母さんと同じくらい、ほっとして安堵感と、満足感に浸ります。

そして急にお腹も空いて、時はずれの食事をしたくなって、真っ暗な食堂に下りて行き、明日の朝食に用意してある食材をつまみ食いして、厨房職員に迷惑をかけています。

いつまで経っても、いくら経験を積んでも、お産の度に妊婦さんと一緒の気持ちになって一喜一憂している始末です。決して経験豊かだからと言って悠々となどしていられません。

最近高齢妊娠が多くなったせいもあるのか、こんな胸キューンのお産が多くなりました。「いちいちお産の度に胸キューンでは身が持たないだろう。仕事と割り切って沈着冷静に粛々と対処したら」とも言われますが、私はまだ修行が足りないのか無理です。

おそらく照れ臭くてこんな告白をする医者は少ないでしょうが、大部分の産科医は私と同じような思いでその都度お産に立ち会っていると思います。

今回はなんだかお産をしようと考えている皆さんを不安にさせるような話になってしまいましたが、もちろん、大部分のお産は順調に終わりますし、起こるかもしれない僅かな率の異常を防ごうと、産科医は真剣に取り組んでいるというお話をしただけのつもりですので、安心して妊娠してください。

説明と同意　～副作用の説明が難しい～

２０１９年11月20日

先日、妊娠10カ月になっても骨盤位（逆子）が直らない妊婦さんにご主人も同席してもらって、帝王切開手術の必要性を説明し、同意を求める話をしました。

まず、手術の必要性について。骨盤位の場合、経膣分娩では最初に赤ちゃんのお尻（たまには足）から産まれてくるので、赤ちゃんの中で一番大きい頭が最後に出てくることになります。

もし胴体から首まで出て頭だけ引っかかって出なくなった時、それから帝王切開をしても間に合わず、児に重大な後遺症を残す危険性があります。だから産み月になっても逆子が直らない場合は、陣痛が来る前に予定帝王切開術で児を娩出した方が安全です、と説明すると大抵の人は納得されます。

次に手術の方法について。当院の場合は、皮膚は恥骨上部を10㎝程横切開して、腹腔内に入り、子宮も体部下部を横切開して赤ちゃんを娩出します。手術開始から児娩出までは10分弱で終わります。それから胎盤を娩出し、切開した部分を丁寧に縫合して手術終了です。この時間が20～30分かかります。

麻酔方法について。主麻酔は硬膜外麻酔です。腰椎から硬膜外に細い管を挿管し、麻酔剤を持続注入する方法です。これは局所麻酔ですので、お母さんの意識はあり、産まれた赤ちゃんの産声も聞こえるし、赤ちゃんを見ることもできます。

一方胎児には麻酔がかかりませんので、スリーピングベビーにならない利点があります。普通は児娩出後は簡易全身麻酔に切り替えて眠ってもらいます。だから、患者さんは目覚めた時には手術は終了している状態です。と説明すると、ここまでは患者さんもご主人も何となく理解されて納得されます。

最後に手術、麻酔に対する副作用について説明します。

まず、手術の危険性について。子宮を無止血で切開する手術なので術中出血はある程度必須です。稀ですが輸血が必要になることもあります。

また、羊水が腹腔内に飛び散るような手術ですので、肺血栓塞栓症などの重篤な合併症が稀に起こることがあります（ハイリスクの人には予防のための低分子量へパリン投与の説明もします）。また手術としては不潔な部類ですので創部感染や縫合不全が起こることもたまにあります。同じような理由で術後腸管麻痺も起こることがあります。

麻酔については血圧低下が激しい場合は麻酔方法を変更することがあります。また、非常に稀ですが血管内注入、局所麻酔薬中毒、硬膜外血腫、神経障害などが起こる可能性もあることを承知しておいてください。

この副作用の説明で多くの人が不安になり、そんなに危険な手術をして大丈夫ですかと質問されます。

我々としては、手術、麻酔の副作用は滅多に起こらないことであり、逆子を経腟分娩した時に起こる危険の方がずっと確率が高いことを説明したつもりですが、不安要素の方だけが耳に残るようです。

患者さんにとっては確率の問題ではなく自分がどうなるかの問題なので、気持ちは分かりますが、かと言って、手術を拒否されても今度は病院側が安全な分娩を保証できません。副作用については非常に確率の低いことなので、以前はサラッと流していましたが、今は同意書に詳しく書いてありますので、診察時間の何倍もかけてしっかりと説明し、患者さんやご家族の納得を得てサインをもらっています。

この辺の話し方が非常に難しいと感ずる今日この頃です。

フルコース！

2006年3月20日

フルコースと言ってもフランス料理のことではありません。妊娠分娩に関するお話です。実は３月３日、お雛様の日の午前１時28分、同30分に緊急帝王切開で２１１４ｇの男の子と２３７８ｇの女の子の双子ちゃんが無事産まれました。この患者さんはＫさんとおっしゃいますが、やっと望み通り、一気に男の子と女の子の２児の親になれてめでたし、めでたしということになりました。しかしここに至るまでのＫさんご夫婦の子作りに関する過程は大変なもので、それこそ妊娠分娩に関する治療のフルコースでした。

手術が終わって私は、新生児室のガラス窓越しに産まれたばかりの二人の我が子に見入っているご主人と目が合った時、思わず医者と患者のご主人という関係を超えて「やったぜ！　ベイビー」のようなノリで経過説明をしてしまいました。

普通、妊婦さんとは分娩までに何度かお会いして診察し、たまには世間話もしていますのである程度親しくなっていますが、ご主人とは手術の前に初めてお会いして説明するくらいですので、術後の説明も冷静に感情を入れないですることが多いです。

しかし、Kさんの場合は初診以来もう4年越しになり、その間色々ありましたのでご主人ともかなり顔馴染になっていました。ご主人も40を二つ三つ超えてもうそんなに若くもないのに「サンキュウ、ドクター！」という感じでひとしきり饒舌に話していましたが、急に私の両手をしっかり握ってうつむいて黙ってしまいました。万感こもったのでしょう。必死で涙をこらえている彼の手の震えを感じて思わず私ももらい泣き状態でした。

最近は夜中に起こされて分娩に立ち会っても、ご主人からも本人からも「ありがとう」とも言ってもらえないご時世ですので、こんなに感謝、感激されたのは久しぶりで、夜中の緊急手術に呼ばれて飛んできた甲斐がありました。

かなり分厚くなったＫさんのカルテを個人情報保護法に触れない程度に紐解いて振り返ってみますと、初診は２００２年６月、病名は「続発性不妊症」２年程前に自然流産の経験があり、その後妊娠せず年令も35歳になってしまったので、少し心配になって相談に来たということで不妊外来を受診されました。

一通りの検査をしましたが、ご主人の精子がやや少ない以外は特に異常なく、とりあえずタイミング指導から始めることになりました。１年くらいに渡って７回タイミング指導をしましたが妊娠せず、２００３年４月から人工授精（ＡＩＨ）に変更して、６回試みています。その間ホルモン治療も併用していますが、うまくいかず、次の手段として体外受精を勧めたところで、やはり体外受精には抵抗があったのでしょう、しばらく休憩となりました。

２００４年も秋が過ぎた頃、「もう時間がない。体外受精でも何でも受けてみます」ということで再来されました。その年の暮れに一度試みましたが、成功しませんでした。その時の採卵にかなり恐怖があったようで、またなかなか赤ちゃんができないイライラも重なって、精神的にも不安定になられました。

そんな時、不妊カウンセラーの資格を持つ看護師のアドバイスは役に立ったみたいで、時々相談されていました。このころからご主人ともお会いするようになり、後の入院中にはしょっちゅう説明もしていましたので、顔馴染になっていました。

年が明けたらＫさんの気分も大分落ち着いて、体外受精を２回受けられましたが、やっぱり駄目でした。

成功する人は大抵３回までに妊娠することが多いので、次はもう一段ステップアップして顕微授精を勧めましたが、今度はご主人が抵抗されて、もう一度普通の体外受精をすることになりました。

すると、やっと２人の願いが天に通じたのでしょうか、２週間後妊娠反応が陽性に出ました。Ｋさん夫婦は大喜びでしたが、まだ胎嚢（赤ちゃんの袋）が確認できない時期ですので正常妊娠かどうか我々には一抹の不安がありました。

一方ホルモン剤使用の副作用として卵巣過剰刺激症候群（ＯＨＳＳ）と言って卵巣が大きく腫れて腹水が溜まる症状が出てきました。だんだんひどくなってとうとう入院治療する羽目になってしまいました。これで子宮外妊娠だったらどうしようと心配していましたが、胎嚢が見つかり、またＯＨＳＳも収まり出してやれやれと思っていたところ、今度は切迫流産の徴候が出始めて、そのまま入院続行となり、なかなか思うようにはいきませんでした。

そのうち胎児も超音波上で写ってきて、しかも双子であることが判明しました。

ご夫婦は入院中「もう年だし、どうせなら双子が良いな」と言われていましたので、分娩予定日が計算上、平成２００６年4月1日ということもあって「え！　うそ！　まさかエープリルフールではないでしょうね」と驚いたり、喜んだり、大騒ぎでした。やがて異常性器出血も収まり、妊娠10週でやっと退院してもらうことができました。

その後の経過は順調でしたので、だんだん要望も贅沢になり、最初は「何とか30代で子供が産みたい」だった希望が、「できれば２人、それも男の子と女の子が良い」に膨らんできました。高齢妊娠のため染色体異常の確率が上がるので羊水検査の説明もしましたが、せっかくできた子にそんな検査は必要ないと断られました。しかし性別は早く知りたいと催促されていましたが、やっと7カ月の健診で１人は男の子、もう１人は女の子と分かり、ご夫婦の希望通りになってきました。

ただその頃から急にお腹が大きくなって腹緊も出始めました。張り止めの薬を飲んで安静にしてもらいましたが収まらず、とうとう妊娠30週に「切迫早産」で再入院となってしまいました。

ご本人は元気なのに、持続点滴をされて安静を強いられ、また、だんだん精神不安定になり出しましたが、そんな時ご主人の勇気づけは何よりの支えだったようです。私も経過説明だけでなく、世間話もするようになり、Ｋさん夫婦とはいつの間にか親しい知人のようになっていました。

５週間強におよぶ入院安静の結果やっと症状も落着きましたので、本人の希望もあって、一度退院して英気を養ってから、再々入院をして帝王切開に臨もうということになりました。しかし日取りも決めて、いよいよ明日退院という前日に前期破水を起こし、陣痛もついてきて、前述したようにとうとう夜中の緊急帝王切開となってしまいました。


というわけでＫさん夫婦は産科治療のほとんどフルコースを経験されました。ついでに治療歴を付け加えれば、未熟児で生まれた男の子は、現在当院未熟児室に入院中で、お母さんは毎日母乳を持って通院されています。

小児科の医師によると、体重も増えてきて元気なのでそろそろ退院できるだろうとのことでした。もうすぐ待望のＫさん一家の４人揃った団欒が始まることでしょう。どうぞお幸せに！

久しぶりの骨盤位牽出術に興奮！

2008年11月20日

先週の金曜日、本当に久しぶりに骨盤位牽出術で逆子の赤ちゃんを経膣分娩させました。実はこの妊婦さんは、一回経産の方で、前回は頭位で正常分娩でしたが、今回は骨盤位になってしまって直らないので、当院の方針もあり、ご本人も納得されて帝王切開の予定を立てていた人でした。しかし予定帝王切開の日よりも前に、「陣痛が来た」と連絡がありました。早速入院してもらって、緊急帝王切開をするつもりでした。

ところが病院へ来られた頃には、かなり陣痛も強く痛そうで、診察したら、赤ちゃんのお尻が既に排臨状態（膣口に見え隠れする状態）で、もう帝王切開が間に合わない状況になっていました。ここまで進んでしまったからには下から産みましょうと患者さんも我々も覚悟を決めました。そのためには骨盤位牽出術という特殊な産科手術を必要とします。骨盤位牽出術とか、鉗子分娩術とかいった、いわゆる産科手術は産科の医者だけにしかできない特殊な技術で、もちろん医学的な判断の基に行うものですが、そのテクニックは職人的な技です。我々の若い頃はこの技術をマスターして早く一人前になりたいと猛訓練をしたものです。

お陰で自慢するわけではないですが（やっぱり自慢ですが）、私も産科手術では名古屋で十の指に入ると言われるようになりました。昔は若い医者に得意になって指導したものですが、今やその機会がないので指導はおろか、見せることもできません。考えてみれば、今の若い医者は、骨盤位を引く機会がないので、骨盤位牽出術もできない産科医になってしまいました。今回のような時はどうなるのでしょう。心配です。

金曜の午後でしたので、産科の医者は全員いましたし、代務の若い女医さんもいました。助産師学校の学生までいて、皆もの珍しそうに見学に集まってきました。婦長さんが「理事長のベッケン（骨盤位のこと）は神業だから見ておきなさい」とか言うので、本当は院長（彼も上手）にやってもらおうと思っていたのに引くに引けなくなって、私がすることになりました。

若い頃からいまだにそうですが、お産で分娩室に入る時は、初陣の若武者のように、うまくいきますようにと心に念じ、新たに気を引き締めて入ります。産科手術をする時はその思いはなおさらです。これだけギャラリーが多いとさすがに緊張しましたが、冷静を装って牽出術に入りました。

　まず臀部を牽引し、横8の字法で肩甲、上肢を娩出し、ファイト・スメリー法で後続児頭を娩出させました。手技はスムーズに進み、出てきた赤ちゃんはアプガースコアが9点と元気で、立ち会った小児科の医者の出番はありませんでした。

　小児科で懐かしく思い出すのは、当院最初の小児科部長だった鈴木先生が「他所ではベッケンはアプガー2～3点で産まれるのに、ここでは8～9点で産まれる、信じられない」と驚いていたことです。逆に言えば、アプガー2～3点で出てきた仮死状態の児をいかに上手に蘇生させるかが小児科医の腕の見せどころでもあったのですが……。

　とりあえず今回の牽出術は流れるように進み、見ている人には私の手がゴッドハンドのように映ったでしょうが、実はこの赤ちゃんは大変良い子でほとんど勝手に出てきてくれたので、私は型通りに手を添えている程度で良かったのです。それでも面目は保てました。

考えてみると当院で骨盤位は全例帝王切開術と決めてもう随分経ちます。もちろんそれ以前は骨盤位といえども、適応を決めて経膣分娩を選択していました。しかし、昨今の社会情勢では、新生児に異常が起これば必ずと言っていいほど訴訟が起こる時代になってしまったので、児の万一を考慮して、当院でも全例帝王切開を選択するようになりました。これも一種の萎縮医療ですが、医療側の保身のため仕方のない部分もあります。

確かに帝王切開をすれば、児の安全は経膣分娩に比べて有意に保障されます。しかし、母親のダメージは経膣分娩に比べて明らかに大きくなります。お腹に傷がつくだけでも女性にとっては美容上大問題ですが、それは我慢してもらうとしても、子宮も切りますので、その部位に傷ができ、次の分娩で陣痛が起こった場合、運が悪いと子宮破裂を起こす可能性があります。そうなると母児共に生命の危険が生じますので、次の妊娠では今度は母児の安全のために、頭位で順調そうでも帝王切開ということになります。

児の安全を優先して帝王切開の適応が増えました。状況は違いますが、私が医者になった40数年前と同じように、妊婦さんが赤ちゃんのために犠牲を強いられるのは変わらないような気がします。

話は飛びますが、分娩には常に母児二つの命がかかわります。もちろん両方とも正常であることが何よりですが、もし、どちらかしか救えない状態になった時、大変きつい質問ですが、皆さんはどちらを優先すべきと考えますか。お母さんですか、赤ちゃんですか。あえて誤解を恐れずに言うならば、実は昔は、この件についてある程度国民的なコンセンサスがあったのです。それは「母親は既に存在し、家族にとってかけがえのない大事な人」しかし「赤ちゃんはこれからの存在で、この子が駄目でも代わりができる」だから「どちらか一方という時は母親を中心に考える」

我々産婦人科医も当時は「まず母親」という方針で考え、家族も納得してくれました。こんな時、お祖母さんが、娘に言う慰めの言葉が「あなたさえ助かれば、すぐ元気になって次は良い子が産めるからね」でした。

しかし、最近は少子化、高齢出産ということもあって、この子が亡くなっても、次の子ができる保障はありません。ましてや不妊治療で体外受精をしてやっとできた子は、貴重児と言って家族の期待は母親よりも大きいかもしれません。そうなると絶対にこの子を安全に出産させなければならないので、児の安全のために母親に負担が大きくても早めの帝王切開で解決する方向になります。

その結果、以前は5％前後だった当院の帝王切開率も15％を超えるようになりました。この傾向はどんどん進んで、いずれほとんど帝王切開ということになるかもしれません。既にそういう国もありますが、果たしてそれで良いのでしょうか……。

分娩の摂理は変幻自在!!

2011年9月20日

先日ある妊婦さんたちの集まりで、赤ちゃんは産道の中を理にかなった形で上手に回転しながら出てくるという話をしたら、思いのほかウケけました。どうも皆さん、あの狭い産道を上手に出てくる自然の摂理の素晴らしさ、また赤ちゃんの頭の変幻自在さに感動されたようです。

そこで今日は、愛読者の皆さんにも自然の摂理の素晴らしさに感動してもらおうと2匹目のどじょうを狙ってみました（2匹目はダメかな?）。

陣痛が始まると赤ちゃんの先進部（頭位の場合は児頭）は産道（骨盤）の中で、通常4

回の回旋をしながら下降し娩出されます。分娩の約96%が頭位分娩ですので、今回は頭位分娩の場合でお話しします。

まず基礎知識として、児頭は横径より前後径の方が長い。骨盤は入口では横径が長く、出口では前後径の方が長い。また赤ちゃんの背中はお母さんのお腹の左側か右側かどちらかの横向きに入っている。ということを覚えておいてください。

陣痛が始まると児頭は第1回旋と言って、顎をグッと引き、前方に強い屈曲回旋をします。そうすると先進部が頭頂部となりますが、これは小斜径周囲と言って頭のうちで最も狭い面なので、産道を通過しやすくなります。しかも、頭は横向きで骨盤入口に入ってきますので、頭の長い方・前後径と、骨盤入口の長い方・横径が一致し、益々骨盤入口通過に合目的となります。

骨盤入口に進入した児頭は顎を引いたまま、お母さんの肛門の方へ90度回旋しながら下降し骨盤出口部に向かいます。これを第2回旋と言います。皆さんすでにご推察のように、骨盤出口部では頭で長い前後径と骨盤出口で長い前後径が一致します。見事な展開でしょう。

児頭が骨盤出口まで到達し、児頭の頂部が恥骨結合下縁に達すると、これを支点に今度は顎を上げるように反屈運動をして頭頂部、顔の順番に娩出されてきます。これを第３回旋といいます。硬くて動かない恥骨を支点にして比較的動きやすい尾骨や、会陰部を延ばすように出てくるのも見事です。

更に最後に肩回旋と言ってもう一度元に戻るように90度回旋して横向きになり肩、胴体が出てきます。言うまでもなく、肩は前後より横の方が広いので骨盤出口部の長い前後径に合わせて出てくるのです。これを第４回旋といいます。

それだけではありません。第２回旋で頭が下を向いて骨盤出口に達した頃、丁度肩は横向きで骨盤入口に入ります。ここでも長い同士が一致しています。全く見事としか言いようのない調和ですが、これで感心していてはいけません。まだ、まだあります。

児頭は回旋だけではなくて、頭そのものを変化させてしまいます。一つは応形機能と言って産道の抵抗によって通りやすいように形状を変化させる機能で、後頭位（正常な胎位）では小斜径がより短縮し長頭蓋（烏帽子型）となります。皆さんもそんな頭の赤ちゃんをご覧になったことがあると思います。もう一つは、骨重積と言って、頭蓋骨が重なり合い、頭の体積を小さくする機能です。ビックリでしょうが、赤ちゃんの頭蓋骨はまだお互いに固着してなくて、ある程度自由に重なったり離れたりできるのです。もちろん産まれれば元に戻って、脳に障害も残しません。凄いでしょう。

一方で母体にも応形機能はあります。まず全ての軟産道が柔軟になり伸展が良くなって児頭の進行を助けます。また、骨盤出口が狭い時は尾骨の一部が可動し広がります。このように狭い骨盤を潜り抜けるため、幾重にも施された見事な自然の摂理には驚嘆するほかありません。素晴らしいでしょう!!

しかし、こんな素晴らしい機能が備わっているのに、実際には全ての赤ちゃんが上手に出てこられるとは限りません。この素晴らしい機能からはずれてしまう児が少しですがいます。

原因となるのは、まず児頭骨盤不均衡。児頭が骨盤より大きくて骨盤に侵入できないか、あるいは骨盤出口が狭くて色々な応形機能が作動しても出られそうにない場合です。残念ながら帝王切開で出すより仕方がありません。

次が回旋異常。回旋異常にも色々ありますが、一つ目が、反屈位。通常は第1回旋で顎を引いて屈曲位になるところを、顎を上げてしまって反屈位になり、そのまま進行してくる場合です。反屈の程度によって、前頭位、額位《がくい》、顔位、頤位《おとがいい》などがあります。

よく、ペラペラうるさく喋る人を、口から先に産まれたみたいだと揶揄《やゆ》することがありますが、顔位、頤位のように本当に口から先に産まれてくる人もいるのです。

二つ目が、第2回旋で90度お母さんの肛門を向くところを上（恥骨）の方を向いてしまう異常です。最終的には顔がお母さんの尿道口を見ながら出てきます。その他、低在横定位と言って、第2回旋をしないままに横向きで下がってしまい、骨盤出口部で頭の長い方の前後径が骨盤出口の狭い方の横径と合ってしまい、分娩の進行が停止する場合があります。これらの異常は、いずれも難産になりやすく、鉗子分娩などの産科手術が必要になることが多いです。

いかがでしょう。自然の摂理の素晴らしさ。一方でそうならないことのある難しさ。これからお産を迎える方々は、見事な自然の摂理通りに分娩が進んで、安産になって欲しいと切に願っておられると思います。

我々もそうなるように精一杯お手伝いします。共に頑張りましょう!!

ほっと息抜きコラム

「星ヶ丘マタニティ病院のお正月」　２００６年1月17日

星ヶ丘マタニティ病院のお正月は、元旦の院長回診から始まります。１９７８年（昭和53年）の開院以来続けていますので、今年で28回目になります。途中からは看護師長も付き合ってくれるようになりました。私は開業した時から、正月に遠出の旅行など無理だと諦めていましたので、「どうせ家にいるなら患者さんの顔でも見てくるか」程度のノリで始めた元旦回診でしたが、師長までも巻き添えにしてしまい迷惑をかけています。

それどころかもっと気の毒だったのは、随分前のある年の結婚式か何かで、和服を着ている師長を見て、「来年の正月回診は和服でやろうか」と冗談を言ったところ、師長も乗りやすい人で「いいですよ」と二つ返事が返ってきて、翌年の正月、私と師長は和服の晴れ着で回診をしたことです。

患者さんから不謹慎だと、怒られるかなと心配しましたが、お正月は、婦人科の患者さんは大抵外泊か退院していて、入院している患者さんは、お産の後のおめでたい人ばかりですので、かえってお正月らしくて良いと好評でした。

それに味を占めてその後ずっと二人は和服で通しました。私は毎年同じ着物でお茶を濁しているので良いのですが、師長は毎年新調しているようなので、えらい散財をさせてしまい本当に申し訳ないと思っています（この習慣は院長が変わってからは、さすがになくなりました）。

　さて、どこのご家庭でもお正月の準備を暮れのうちになさると思いますが、病院でも色々しています。まず12月の第3木曜日に大掃除をします。夜の診察のない木曜日を選んで全員で手分けして、担当部署を掃除、整頓するわけですが、この頃は病院も広くなったのでなかなか大変です。私の役目は漏れがないように監督（？）することと絵画などの額縁の清掃です。これも結構多いので骨が折れます。

　また、暮れの30日にはお正月の飾り付けをします。正面玄関の門松はさすがに業者さんに頼みますが、その他のしめ縄や飾り餅は事務長と師長と院長で飾ります。また、総合受付の大花瓶を始め、各所のお正月花は薬局長の作品です。毎年なかなかのできですので気を付けて見てください。

　それから、受付などに貼る謹賀新年（今年の場合）の書き物は私の作です。最初の頃は3枚書けば良かったのですが、だんだん診療科が増えて窓口も多くなって、枚数も増えていきました。それでも書だけではなく〝松竹梅〟などの水墨画を描き添えたりして結構入れ込んでいましたが、老人保健施設も含めて、15枚も書かなければならなくなったので、正直今は持て余し気味です。3〜4枚だと集中できてそんなに失敗もしませんが、15枚となると、気に入らないものがいっぱい出てきて、倍ぐらい書くことになります。

今年は謹賀新年と4文字書きましたが、頌春や迎春なら2文字だから労力は半分で済むなとか、賀正なら字画が少ないからもっと楽かなとか、何とかコピーできないかなとか姑息なことを考えながら、それでもやっと書き終えました。しかし、こんな状態では心もこもらないし、はっきり言って今年の作品は出来が悪いです。

一方でおせち料理の準備もこの時期欠かせません。当院のおせち料理は、お正月に入院した人には、殊のほか好評で隠れたヒットメニューです。その中でも、私が特に気に入っているのは三が日の朝食に出てくるそれぞれ違ったタイプのお雑煮です。

元旦はおめでたい食材〝えび〟をど〜んと入れた関東風のすまし仕立てで、いかにもお正月らしい一品。2日目は京風で白味噌に丸餅と野菜たくさんの胃腸に優しいお雑煮。３日目は醤油味にとろりと煮た餅と餅菜に柚子皮を添えただけのシンプルな、いわゆる名古屋風のお雑煮（我が家もこれです）。

どれも結構美味しくて、入院患者さんには「いつもの我が家のお雑煮と違って新鮮だ」とか「懐かしい私の故郷の味だ」とか、食べ比べて楽しんでいただいています。

こんな風に星ヶ丘マタニティ病院の正月準備は伝統的に職員の手作りで進めています。

それから年末年始の病院の風物詩というか、今年もそうでしたが、暮れは大晦日まで時間外の患者さんがいっぱい来院されて、28日まで診療していたのに何で？ と思うほどてんてこ舞いです。特に小児科は普通の日と変わらないくらいの患者さんで、小児科の部長は例年休み返上の皆出勤です。彼も小児科医の宿命と考えて文句も言わずに頑張ってくれていますが、私は秘かに申し訳ないと思っています。

しかし、お正月になると一転して静かになります。不思議なことに、小児科のお子さんたちもみんな元気になったようですし、切迫流、早産の方々も落ち着いたようです。唯一陣痛の始まった人だけは入院されますが、心なしか暮れに陣痛で来た人より余裕があって、それこそお正月のおめでた気分です。ですから病院でも暮れの気ぜわしさから一変して正月は穏やかなゆったりした雰囲気が漂っています。

日本人の暮れと正月に対する感覚というか、意識がこんなところにもうかがえて興味深いと思います。

【追記】

院長は3代目になりましたが、元旦回診を始め、このような病院のお正月行事は変わらず続いています。

第四章　更年期を健やかに、幸せに過ごす

更年期の訴えを不定愁訴と簡単に片付けてはいけない！

2009年6月19日

更年期世代の女性が色々な不調を訴えても、世間では「更年期障害の症状でしょう」と簡単に片付けられてしまうことが多いようです。

確かに更年期の症状は、不定愁訴と言われるくらい、多種多様、千差万別ですから、たいていの訴えは更年期の症状の中に入ってしまいます。だから一般的にはほとんど問題ないと思いますが、なかには更年期障害以外の器質的な疾患で出る症状もありますので、産婦人科の医者としては注意が必要です。

先日、以前更年期障害で2年くらい、ホルモン補充療法をしていた患者さんが久しぶりに来院されて、「先生、ホルモン補充療法を止めて1年半ぐらい経ちますが、最近、どうも調子が良くなくて、また更年期が戻ってきたみたい。ホルモン補充療法を再開しようかしら」とおっしゃる。「どんな症状が出ていますか？」とお尋ねしたら、「以前みたいな、めまい、フラツキ、動悸。でも今はのぼせはありません」とのことでした。

彼女の顔色が土色なのも気になって、「そうですか。動悸もしますか。チョット胸を見せてください」と言って、心臓の聴診をしました。脈は少し除脈で、不整脈、欠脈もありましたので、心電図を取ってみると、房室ブロックと思われる所見でした。

早速循環器の専門科に紹介して、適切な治療を受けていただき、お元気になられたようです。

患者さんを専門病院に紹介した場合、治療経過なり、結果は紹介先の主治医が報告してくれますので、我々は患者さんの転帰については知っています。結果が良ければそれは良かったと安心しますが、もし患者さんからも「お陰で元気になりました」というような連絡が入れば、医者冥利に尽きるというか、もっとうれしい気分になります……。

もっとも、家庭医的な診療所なら、患者さんとの親密なコミュニケーションが構築されていて、そんなやりとりがごく普通になされていることでしょう。しかし、当院が小規模ながら複数科のある病院に発展したために、患者さんとの家庭医的親密感がなくなってしまったということでしたら、反省して改善しなければいけないと思っています。

ついでに、余談ですが、最近の産婦人科では滅多に聴診する機会もなくなりましたので、自分のいわゆるマイ聴診器を持っている産婦人科医はほとんどいなくなりました。必要な時はナースステーションにある共用の聴診器で間に合わせているようです。しかし私はマイ聴診器を持っています。昔は医者になったお祝いに必ず誰かが聴診器を贈ってくれました。

そのうち経験が増してくると、聴診器にもこだわりが出て、なかにはマニアックな、少し高級な物に買い替えて秘かに悦に入っている人もいました。私もその頃に買ったリットマン製のチョットおしゃれな聴診器を今でも白衣のポケットに忍ばせて大事に使っています。ただこんなこだわりが私も昔風の医者かなと思い苦笑しています。

本題に戻ります。更年期症状の不定愁訴は、のぼせ、発汗、寒気、動悸、息苦しさ、頭痛、肩こり、めまいなどの血管運動神経症状と、情緒不安定、イライラ、抑うつ気分、不安感などの精神神経症状が主ですが、その他に運動器症状として、腰痛、手のこわばり、しびれ、関節痛など、消化器症状として、食欲不振、便秘、下痢、皮膚粘膜症状として、乾燥感、かゆみ、泌尿器生殖器症状として、排尿障害、頻尿、性交痛などと多種多様です。

これらの多彩な訴えの中で、鑑別診断に気を付けなければならない症状を挙げてみますと、まずめまいがあります。めまいにも色々あって、中枢性のめまいの場合、脳幹、小脳の腫瘍のような疾患が考えられます。この場合、フラツキや頭痛を伴うことが間々あります。末梢性ではメニエール病や突発性難聴を原因とするものがほとんどですが、耳鳴り、難聴も出てきます。

この他案外多いのが頸性めまい、頸椎《けいつい》の加齢変性により起こる病気で、首が細く頸と肩の筋肉が脆弱な女性に起きやすいと言われています。一方、低血圧、高血圧もめまいの原因になります。随伴して、立ちくらみ、肩こり、頭重感など不定愁訴的症状を訴えます。

頭痛については「いつもの頭痛だ」と見過ごしがちですが慢性頭痛の患者さんが脳腫瘍、くも膜下出血など重篤な疾患を発症することもありますので、頭部ＣＴ、ＭＲＩなどの検査も考慮する必要があります。なお、片頭痛は卵胞ホルモンの変動によるとされており、閉経後は発作が減る傾向にあります。

甲状腺機能低下症では傾眠傾向、便秘、むくみなどが見られ、動悸、フラツキでは心疾患、高血圧などを考えなければなりません。腰痛があれば腰椎疾患、骨粗鬆症などの可能性もあります。難しいのが、イライラ、情緒不安定、抑うつ気分、意欲低下などの精神神経症状がある場合、うつ病、統合失調症など本物の精神科疾患との鑑別です。

以上色々羅列しましたが、更年期障害の診断を正しく下すには、器質的疾患を除外する必要があります。しかしながら、このような疾患は比較的少なくて、不定愁訴のほとんどは更年期障害による症状ですから、基本的には更年期障害の治療が第一となります。その治療法としては、やはりホルモン補充療法（ＨＲＴ）が一番良い方法だと考えています。

もう一つ余談というか、追加ですが、『ＯＣからＨＲＴへ』という大変斬新な発想の論文を読んだので、そのサマリーをお話しします。経口避妊薬（ＯＣ）は確実な避妊効果と子宮内膜症、月経困難症、過多月経、骨粗鬆症の改善などのさまざまな副効用により、女性の健康管理には欠かせないものとなっており、しかも若年女性から40代以降までカバーする領域の広い治療薬です。このＯＣから閉経期のＨＲＴにスムーズに移行することによって、更年期世代の女性のホルモン変動による体調変化を最小限に抑え、更年期時期の生活の質（ＱＯＬ）を高めようという主旨です。うまく移行できれば更年期障害を経験せずに老年期に入れることになります。

そうなれば全女性にとってラッキー！　めでたし！　めでたしの話ですね。

女性の健康寿命を延ばそう！

２０１７年８月21日

今回のテーマは女性の健康寿命についてです。

最近、健康寿命が注目されるようになってきました。元々は２０００年に世界保健機関（ＷＨＯ）が初めて健康寿命について提唱したことから始まります。ＷＨＯは健康寿命を「平均寿命から日常的・継続的な医療・介護に依存して生きる期間を除いた期間」あるいは「日常的・継続的な医療・介護に依存しないで、自分の心身で生命維持し、自立した生活ができる生存期間」と表現しています。これに基づいて発表された最新（２０１６年）の日本人の健康寿命は男性が平均72・14歳、女性が74・79歳ということです。

一方、厚生労働省の２０１６年簡易生命表によると日本女性の平均寿命は87・14歳と世界第2位の長寿で、男性でも80・98歳です。男性で約10年間、女性で約13年間が要介護。即ち他者の支援が必要な期間になるということです。この期間を「寝たきり期間」と表現していますが、日本女性はこの期間が約13年もあります。これは本人にとっても家族にとっても不本意ですので、改善が望まれるところです。

一般的には、健康寿命は要介護状態になるまでの平均年齢と考えるのが普通ですので、健康寿命が男性72歳、女性75歳というのは少し若いように感じますが、これは定義を厳しく採用しているためで、現実的には健康寿命は男女とも5歳ぐらいは高いと考えられています。

例えば私は今年（２０１７年）77歳ですが、普通に働いていますし、ゴルフもしています。しかし、体力はかなり落ちて、物忘れも激しくなりました。この場合、一般的には健康の部類だと思いますが健康寿命からは外されます。

余談ですが、健康寿命は日本が男女平均73・5歳で世界一位でしたが、寝たきり期間も日本は男女平均10・6年。特に女性では12・4年にも達していて、こちらも世界一になっています。ちなみに日本以外の先進国では、寝たきり期間が7年程度です。長寿がなせる業だとは思いますが、幾ら健康寿命が世界一でも、寝たきり期間も世界一では自慢にもならないでしょうね……。

というわけで、昨今健康寿命を延ばし、寝たきり期間を少しでも短くする施策が一億総活躍政策として掲げられました。中でも女性の寝たきり期間が特に長いことに関して婦人科学的に検討がなされています。

女性の寝たきり期間が長い原因には、閉経が大いに関係しています。閉経による女性ホルモン（特にエストロゲン）の極端な減少が様々な疾患の発端となります。脂質代謝が急激に悪化して高血圧、高脂血症、糖尿病といった生活習慣病に罹りやすくなり、心血管系疾患も増加して動脈硬化や心筋梗塞、脳の機能低下が起こりやすくなりますが、その頻度が男性に比べて更年期以後逆転してきます。

また骨粗鬆症、アルツハイマー型認知症などの発症も増加します。老健施設への入所者も骨折などがきっかけとなり女性が約70％と圧倒的に多いのが実情です。これらからも更年期以降の変化にいかに対応するかが重要なことが分かります。

対応策としては第一にホルモン補充療法（ＨＲＴ）が挙げられます。女性ホルモンを補充して極端なエストロゲン減少を防ぐことによって前記疾患の発症を抑えます。その他、漢方薬療法、食事療法、適度な運動も効果があります。

女性に限らず、健康寿命が延びることは本人にとって幸せなのは言うまでもありませんが、家族の介護負担も減少し、国家的にも就労可能年齢の延長、社会医療費節減など社会全体の生産性が向上することが期待されます。

女性の皆さん（男性も含めて）、せっかくの長寿を健康に全うしましょう!!

家族で乗りきる更年期

2022年2月18日

先日、あるテレビ局が「一人で我慢しないで家族や社会と乗り切る更年期」というテーマで更年期障害を取り上げていました。

そもそも更年期とは「生殖期から生殖不能期への移行期をいい、卵巣機能が衰退し始め、消失する時期にあたる」と定義され、この時期の最大のイベントは閉経で、閉経年齢は48歳から53歳までが多く、ピークは52歳とされています。

その間に付随して出現するさまざまな不定愁訴を一括して更年期障害と呼び、原因は「急激なエストロゲン（卵巣ホルモンの一種）の低下とその後に起こる卵巣刺激ホルモンの増加に起因する」と考えられています。ですから内分泌因子が主な原因ですが、心理・性格因子、社会的・家庭的環境因子も考えられ、念頭に置いておかねばならない原因の一つです。

番組の中でいくつか気になる点がありました。

その一つは更年期障害かなと思う症状があっても周囲の人（家族や友達）に気楽に言えなくて一人で抱えこんでしまい、辛い思いをしている人が多いということです。

更年期は全ての女性が経験することで、障害が出たとしても別に恥ずかしい病気ではないし、風邪を引いた時と同じように家族に気楽に告げられると思っていました。しかし、女性にとって更年期障害はあまり公表したくない病気のようで、更年期障害が出たということは風邪を引いたということとは次元が違うようです。風邪と同じように家族に伝えて休めば良いのにと考えるのは思慮が浅かったと反省しました。

長年、更年期女性にかかわってきてそれなりに分かっていると自負していた私ですが、繊細な女性の心の機微まで気付いていませんでした。産婦人科を受診された患者さんはその精神的葛藤を乗り越えてやっとの思いで来院されたのだということを肝に銘じなければなりません。

でも一人で抱えていても辛くなるばかりで解決しません。周囲の人に話すだけでも気分が晴れて症状が軽くなります。また、良いアドバイスを受けられるかもしれません。ぜひ、家族には話してできれば産婦人科を受診してください。そしてできれば産婦人科を受診してください。

次に多かったのが医者にかかるほどの症状ではないと我慢している。これは分かります。症状は出る日も出ない日もあり、日内変動もあって、あまり重症感はありませんし、更年期障害だからいずれ治ると思って我慢してしまうということでしょう。

一番気になったのは、年を取ってから産婦人科に行くのは抵抗がある、敷居が高いという人がかなりいらしたことです。理由の中に若い妊婦さんの中に年寄りがいるのが場違いな気がするというものがありましたが、それは思い込み過ぎだとして、内診台に上がるのが嫌だという人もいました。症状の中に性交痛とか尿漏れとかあれば内診台に上がってもらうこともありますが、普通はお話を聞くだけで内診することはありません。更年期障害と思ったら早めに産婦人科を受診されることをお勧めします。

婦人科へかかっても、すぐ症状を取って欲しいのに検査ばかりされて治療がなかなか始まらないと不満を言われる人がいました。ごもっともだと思いますが、更年期障害には不定愁訴と言って、色々な症状が程度もさまざまに出ます。だから患者さんの症状を聞いて簡単に更年期障害と診断できないところがあります。

その症状が更年期障害の症状なのか、ほかの病気の症状なのか鑑別診断をする必要がありますので、ある程度の検査は必要です。ですから産婦人科に行けばすぐ治療が始まるというわけにもいかないのです。ご理解ください。

最後に家族（特にご主人）の理解が得られないことが挙げられていました。単純に家事を手伝えば良いという問題ではないので、なかなか難しいと思います。心療内科とか精神科の医者に必ず言われることですが「家族の協力が必要です。そうでないと治るものも治りません」。言い換えれば、家族（特にご主人）は我慢しなさいということです。怒ってもいけない、注意しても駄目、励ますのもほどほどにして、ただひたすら優しく肯定してあげることが大事ということですので大変です。

いずれにしても、ホルモン補充療法（ＨＲＴ）など有効な治療法がありますので、一人で我慢しないで早めに産婦人科を受診されることをお勧めします。

ほっと息抜きコラム

「齢80を過ぎて働くことはどうなのだ!」２０２２年5月20日

高校の同級生の会で「医者と弁護士は定年がないから良いな」とよく言われます。「俺たちは年金生活だから大変だ」。しかし、聞いてみると一流企業に勤めていた連中は結構な額の年金をもらっているようです。「それだけあれば老夫婦二人暮らしなら十分だろう。働かずに平日にゴルフに行けるなんて羨ましいよ。我々自営業はそんな年金は貰えないから働かざるを得ないんだ」と言いつつ、内心では65歳から72〜73歳頃までは定年でやることがなくなるより、働いていた方が体力維持にもなるし、ボケ防止にもなるので良いなと思っていました。

事実、定年後、家に引きこもってしまった人と現役で働いている人では、年々その風貌というか、眼力、姿勢など老け方に差が出てくる気がします。

しかし、80歳を過ぎてまで働いていると、果たしてこの年まで働くのはどうかなと最近時々考えるようになりました。ひがむわけではありませんが、カルテ整理の看護師が、「次、この患者さんをお願いします」と順番を飛ばすのを見て、ややこしい、難しそうな患者さんは避けているのかなと気になります。

また、カルテの残りが少なくなると「ご苦労様です。後は大丈夫です」と診察を辞めさせたがります。私の体力を気遣って言ってくれるなら有難いですが、少しでも診る患者さんを減らすように院長辺りから言われているのではないかと邪推してしまいます。

でも、自分ではまともな診療をしているつもりでも、はたから見てトンチンカンな患者さんの意をくみ取れないような診察をしているのなら問題です。自分のボケ防止のために診察を続けているというのも患者さんに対して失礼なことですが、既にボケているのに気付いていないということならもっと深刻です。

診療は引退して、理事長職にだけ集中した方が良いのかもしれませんが、若い医者が整って院長に余裕ができるようになるまで、あと少し頑張ろうと考えています。

それから、後顧《こうこ》の憂いなく晴れて引退しよう！　そして平日ゴルフを楽しもう！

逆の憂いはその頃までゴルフを楽しめる体力があるかどうかということです。

おわりに

今や人口減少は政治的問題だ！

2014年10月20日

皆さんもご存じのとおり、日本は数十年前から出生率が低下し始め、とうとう数年前からは人口そのものが減少傾向にあります。ところが日本政府は以前から抜本的な少子化対策が必要だと声高に叫んではいましたが、具体的な施策をほとんど取ってこなかったために今になって深刻な事態が起こり始めています。

嘘か本当かは知りませんが、政治家にとって高齢者対策は票になるので一生懸命予算措置を図りますが、少子化対策は票にならないために、後回しにしているといううわさです。確かに、高齢者は寝たきりの人も認知症の人も1票を持っていますが、赤ちゃんには選挙権がありませんので、そんなうがった見方もあるかなと勘ぐってしまいます。

それはともかくとして、現実は少子高齢化に歯止めがかかっていません。合計特殊出生率を見ても、２０１３年で１・41と横ばいです。これでは夫婦２人で１・５人弱しか産まないわけですから確実に次の世代は人口が３分の２に減少します。厚生労働省の試算ではこのまま少子化が進めば２０４０年には全国の７割の市町村で人口減少率が20％を超えると予測しています。

同じように少子化傾向が顕著な欧米先進国の中で、フランス、イギリス、デンマークなどヨーロッパの一部の国では少子化対策の成果が出て合計特殊出生率が２・０近くまで上昇しました。

これら出生率が上がった国の特徴には、女性の労働力が高い、ＧＤＰに対する家族関係支出が高く家族政策が充実している、結婚の形態を取らない婚外子が多い、などが挙げられています。

女性が働いていると出生率が上がるというのは一見矛盾しているような気がしますが、今や女性の労働力は必須ですので、逆に働いていても若いうちに子供が産める環境を作ることによって出生率を上げようと試みた結果です。

事実フランスでは最初の出産の時期が早くなっています。そのための家族政策として、状況、所得のいかんにかかわらず出産・育児は経済的負担がかかるという観点から女性の選択肢に合わせて、子供が多い家族ほど充実した家族給付がなされています。妊娠中はもちろん、産んでからでも育児と労働が両立できるように、経済的にも職場環境にも政策が施されているのです。この政策は婚外子でも適用されています。

ちなみに、家族関係社会支出の対ＧＤＰ比（２０１３年）は出生率の高いフランスが２・９％、イギリス３・９％、スウェーデン３・６％と多くの予算を割り当てていますが、逆に日本は１・３％と低い水準に留まっています。しかも、この家族関係支出の内訳を見ると、イギリスでは高齢者関係約29％、育児関係約17％に対し、日本では高齢者関係約48％、育児関係約６％と高齢者対策により比重がかかっています。

残念ながら子供の数も金次第ということのようですので、人口減の克服を骨太の方針として掲げている政府は、今すぐにでも、出生率先進国の家族政策を見習って、大幅な予算措置増額を図ってもらいたいものです。

ただ、合計特殊出生率が２・０以上に上がっても、既に分母（妊孕力《にんようりょく》のある女性の数）が20年前の約６割になっていますので、人口増はなかなか望めませんし、ましてや生産年齢人口ということになれば、赤ちゃんは一気に成人しませんので、何十年か待たねばなりません。時すでに遅しの感はありますが、それでも国として一日も早い施策を望みます。

一方、我々産婦人科医としては、妊娠適齢期について男性も含めた若い世代の人をいかに啓発するかにかかっていると考えています。ここに興味深いデータがあります。

妊娠・不妊の知識について18カ国の男女に質問した結果、正解率が日本は男性16位、女性17位と惨憺たるものでした（調査国は欧米だけでなく、中国、インド、トルコなどアジアの国も入っています）。

多かった不正解は、「子供はいつ（何歳）でもできる」「できなければ体外受精をすればすぐできる」などでした。ところが、体外受精をしても、生産率は20代で20％、40歳で8％、45歳では0・8％。逆に流産率は20代後半で16％、40歳で35％、45歳では59％に増加します。これは「体外受精をしても、そんなに簡単には子供は望めませんよ。体外受精は万能ではありませんよ」ということを示しています。

私がいつもこのコラムで書いているように、「初産年齢を早くしてください。できれば20代で産み始めてください。高齢になってからの初産は母児共に危険が増加しますよ」ということに他なりません。

ぜひ、皆さんも妊娠適齢期に最初の出産を目指してください。ただもう過ぎてしまった人は不妊治療をしても良いですから少しでも早く妊娠してください。

未婚時代到来（生涯未婚率増加）！　２０１９年３月20日

50歳の時点で一度も結婚した経験のない人の割合を示す生涯未婚率が、２０１５年の国勢調査の結果、男性で23・４％（４人に１人）、女性で14・１％（７人に１人）と急増していることです。

この話題が友人たちとの会食の席で出た時、少子化に輪をかけるようなデータでしたので、私は反射的に「マズイだろう？　子孫がいなくなる。種は保たれるのか？　大丈夫か？」と産婦人科医の習性（？）でつい興奮して叫んでしまいましたが、冷静に考えれば合計特殊出生率も１・４前後ですので生涯未婚率もこんなものなのでしょう。

ちなみに、私が結婚した１９７０年は男性１・７％、女性３・３％。１９９０年がそれぞれ５・６％、４・３％で、この年から男性未婚率が逆転して、その後急激に増えていきました。

ただ、多くの女性が働いている今、女性の未婚者が増えたのは、「このうえ亭主の面倒まで見るのは勘弁してよ」ということで何となく分かりますが、男性の方が未婚率が高いのはなぜでしょう？　不甲斐ない気がします。

我々の世代は結婚するのが当たり前でほとんどの人が一度は結婚した時代でした。私個人はそんなに早くしたいとも思っていませんでしたが、30歳過ぎて独身でいると欠陥人間のように思われるから早くしろと急《せ》かされた思い出があります。当時はそういう価値観でした。

しかし、今は結婚に対する考え方もかなり変わり結婚適齢期という言葉も死語になって、下手に周囲が急かせばハラスメントと言われかねない時代です。

たまたま、先日、新聞の『明日への手紙』というコーナーである作家が「未婚時代の結婚」をテーマに「30年後の20代、30代へ」という手紙を送っています。その中で「今でも結婚について何かしらのプレッシャーを感じていますか」と問いかけて、未来は結婚がはやらない、結婚という概念がなくなるような革新的な時代が来るかもしれない。そうなれば結婚は人生のステップではありませんと結んでいました。

確かに30年後には生活様式も変わり、結婚というシステムがなくなる可能性もあります。私もそれはあり得ることだと感じ、それでも良いとは思っています。

しかし、子孫は残して欲しい。人間社会は永続して欲しいと切望します。

ただその場合、結婚という形式がなくても、男女は愛し合い、結ばれて、子供は産まれるでしょうが、どんな形の子育てになるのか不安です。

今の日本では婚外児養育の環境が整っていないので、婚外児は2％ぐらいしかいませんが、それを整えて、社会全体で育てるということになるのでしょうか？　そうなると家庭はなくなって、結局施設で育てるような形になってしまうのかもしれません。それでは親子の愛情とかいった基本的な情操を備えた人間を育てるのは難しいと思います。

ちょっと、革新的な時代を夢見てみましたが、やっぱり結婚という昔からの形式を取らないと子供を産み育てるのは大変な気がしてきました。

【追記】

２０２１年に人口問題研究所が発表した統計によると18歳から34歳の人で〝いずれ結婚するつもり〟という人が男性で81・４％。女性は84・３％もありましたので少し将来に期待が持てそうです。

男性も育児休暇を取ろう!!

２０２０年２月20日

先月、小泉進次郎環境相が出産後３カ月以内に２週間程度の育児休暇を取ると宣言して話題になりました。私は単純に彼のような著名人が率先して育休を取ることは男性育休を普及させるためには良いことだと思いましたが、世間の評価は批判的な意見も多いようで複雑です。考え方は人それぞれで難しいですね。

出産は１月17日でしたのでもう１カ月程経ちますが、賛否両論ある中で彼は実際に育休を取ったのでしょうか。国会期間中でもあり難しいかもしれませんが、私的にはぜひ実行して欲しいと思います。

厚生労働省の２０１８年度の資料によると、男性の育休取得率は6％ほどで、取得期間も5日未満が一番多く、ついで2週間未満と短いものです。一方、女性は既に8割以上が長期の育休を取っています。

まだまだ男性は取りにくい社会ですが、政府は男性育児休業取得事業要綱、通称「イクメンプロジェクト」で勤労者世帯の過半数が共働き世帯となっている中で、男性も子育てができる環境づくりが求められているとして、２０２０年の男性の育児休業取得率13％の達成を目指し、男性の育児休業取得促進に取り組む企業などを支援するとしています。

また、男性育児の促進は、育児をしたいという男性の希望の実現だけでなく、配偶者である女性の継続就業や第2子以降の出産意欲にも良い影響があるという点で大変重要だとも言っています。

確かにその通りで、フランスのように合計特殊出生率が高い国では女性の就業率が高く、男性育休取得率も70％を超えています。

ここまで男性の育休に賛意を示しておきながら、今更言うのもなんですが、男性は育休を取って何をすれば良いのでしょう。私のような昔人間には育休を取って何をすべきかよく分からなくて、家にいると「邪魔だ」と言われそうな気がします。育児と言っても、授乳は母乳の場合は難しいし、おむつ替えとか、おんぶとかするのかな？ それとも母親が育児に専念できるように掃除、洗濯、食事など家事が主な仕事になるのでしょうか？

自分ではやる気十分でも「もう一人子供が増えたみたいで大変だから、仕事に行ってくれない？」と言われそうです。逆に妻が出勤してその日は一人で育児をするとなれば、それは責任重大な育休になりますが……。

いずれにしても、私が育休を取ることはもうないでしょう！

再び少子化問題を考える。

2022年6月20日

先だっての参議院選挙の選挙運動中に、多くの候補者、特に女性候補者が少子化問題について話していました。それも、出産手当金の増額だけではなく、育児手当金を充実させなければ出生数は上がらないという趣旨のことを言い出しました。

私が以前から主張していた、少子化を本気で考えるなら、産まれた子供が成人するまでの養育費を補助しなければ無理だということをやっと前面に出してくれたとうれしくなりました。

ぜひ実現して欲しいのですが、彼らが皆当選したわけでもありませんし、選挙中だけの空念仏だったのかもしれません。

既に50年も前から出生数は減少しておりいまだに止まりません。出産数が減ってまず困ったのが我々産婦人科病医院。分娩数の減少は収入に直結するので死活問題です。次が保育園や幼稚園など学校関係者。今や消費経済全体に影響が出ています。

しかし、出生数は減っても総人口はしばらく増え続け、経済も好調でしたので、政府は喫緊の問題ではないと考えていたのか、本腰を入れていませんでした。

理由は年に２５０万人以上も産まれて、日本復興の中心となって働いてくれた団塊の世代の人たちにあります。彼らは戦後の厳しい栄養事情を乗り切って生き残ったつわものたちばかりですので、皆元気でなかなか死亡しなかったからです。さすがに70歳を過ぎて死亡者が増えて、２００５年には死亡数が出生数を超え、人口減少に傾き、昨年（２０２１年）は出生数84万人に対し死亡数１４５万人と61万人も人口が減りました。

年齢別人口分布図では理想の年齢別人口分布は釣り鐘型をしています。ところが２０２１年の人口分布は第１次、第２次ベビーブームの所が膨れているのは良いとして下の方が逆台形になって極端な尻つぼみです。このいびつな形がバランスの良い生産年齢を保つ釣り鐘型になるには何十年もかかります。のんびりしていられないのです。候補者の公約だけでなく政府も本腰を入れてもらいたいものです。

ヨーロッパ、特にフランスでは30年ほど前からこれに気付いて出産、育児に対して優遇政策を取りました。出産費用の全額負担はもちろん、出産数に応じた出産支度金、年齢に応じた出産支度金、シングルマザー支援家族手当などが支給され、その上で成人するまでの養育費も出ます。それも３人目を手厚くしています。３人子供がいたらシングルマザーでもそこそこ暮らしていけるようになっています。そうなったらさすがに子供を産む人が増えました。

翻《ひるがえ》って日本はどうか。一応日本政府も少子化の現状は社会経済の根幹を揺るがしかねない危機的な状況だと指摘し「少子化社会対策大綱」案を発表しました。しかしながら、いずれも自治体や企業への努力喚起で、いつまでたっても出産、育児手当金などの具体的な支援数値が示されていませんでした。

その後やっと出産一時手当金が２００９年に創設されて、直接的な出産補助金が出ました。最初は38万でしたが、今は42万です。この額も分娩費用には足りません。ちなみに当院の分娩費用でも60万ぐらいはかかりますので、分娩補助金という程度です。今、選挙目当てか、これを５万円ぐらい上げようと議論されています。

それで少子化対策だと言われても、これぐらいではほとんど効果はないでしょう。

最近不妊治療が保険適応になりました。これも少子化対策の一環だと政府は宣伝していますが、非常に違和感があります。元々子供ができにくい人の治療ですから、保険適応になったからと言って急に出産が増えるとは考えられません。

多少治療する人数が多くなり、治療期間も長くなるでしょうが、生児獲得率は変わらないでしょう。少子化対策としては効率が悪いものです。

本気で少子化対策を考えるなら、若い女性が働きながら産みやすい環境を作るということに尽きます。それには妊娠・出産費用の全額負担はもちろん、成人までの育児費用も子供の数に合わせて負担する。産休や育休も取りやすくする。それから日本は文化的に難しいかもしれませんが、シングルマザー、婚外子を法的にも社会的にも差別しないということも大事だと思います。

ぜひ、皆さんからもこのような声をあげてください。期待しています！

【追記】

出産一時手当金が今年度（２０２３年度）から８万円増額され、50万円支給されることになりました。

ほっと 息抜きコラム

「秋の味覚に魅入られて」　２００９年11月20日

秋たけなわです。山々は紅葉に色付き、田畑は黄金の実りに輝いています。皆さんは秋の夜長を読書三昧ですか。それとも味覚の秋で食欲増進、肥《ふと》りの秋ですか（失礼）。あるいは早くも秋の風（風邪）ですか。

さて、我が名古屋和合ロータリークラブにはA級グルメの会と、B級グルメの会の二つのグルメ同好会があります。

元々、お値段は少し張るが料理も雰囲気も特上の有名店や、老舗でなかなかいちげんでは行けないような店、あるいは隠れた美食の評判店などを見つけて出かけていたのですが（これが仲間うちのグルメ同好会の普通の姿だと思いますが）、どこにでもへそ曲がりはいるもので、数年前に、この高級志向のグルメ同好会に反旗を翻して、高級品ばかりがグルメではない、庶民的な食べ物にも美味しいものは幾らでもある、というわけで、店は汚い、予約も取れない、サービスも良いとは言えないが、味は旨くて値段も安い。そんな店を探して食べ歩く会を立ち上げ、B級グルメの会と名付けました。これに対し従来の会は必然的にA級グルメの会と呼ばれるようになりました。

このB級グルメが結構面白い。とにかく美味しいということが唯一の条件で、他のことには目をつぶるというのがルールです。例えば、名古屋市昭和区白金町の串かつ屋。予約ができず、すぐ満員になるので5時開店に合わせて並んで入るような店で、確かに店は綺麗とは言えない、サービスが良いとも言えない、それどころか味噌の付け方にまで注文を付けられましたが、串かつは文句なしに美味しかった。

また、名古屋市中央卸市場の側《そば》の一応和食風料理屋。そこはカウンターと小上がりを合わせても14～15名しか入れない小さな店で、母娘二人で切り盛りしているので、料理を作るのが精一杯。お酒やビールは全てセルフサービスで勝手に取り出して飲み、会計は後から空き缶を数えて計算するシステム。料理も手渡しで回さないと奥の客まで届かない。もちろん食べ終わったお皿は自分でカウンターの端に戻さないと机がいっぱいになって新しい料理が載らない。料理法も焼くか、煮るか、それとも刺身と単純。しかし出てくる食材は魚市場から直送の新鮮なもので、竜宮城ではないですが、鯛や平目、鮑に蛤、その上、伊勢えび、ズワイ蟹といった高級食品がこれでもかと出てきて大満足。しかもこんなに安くて良いのという値段でした。

西区円頓寺のホルモン焼き屋もビックリしました。何と言ったら良いのか上手に説明できないのですが、とにかく変な物体を炭火の上の網で焙《あぶ》っていると、だんだん原型が現れてもつの形をしてきます。どんな味か表現するのも難しいのですが、これまた結構美味しい。

ただニンニクその他の香辛料の臭いがすごいので、上着などはビニール袋に入れて別室に保管し、合羽の様な前掛けをして食べるのですが、とてもそれぐらいでは防ぎきれず、後で行った店で散々嫌がられました。

ただし、B級グルメの会は当たりばかりではありません。外れも時々あります。個人の好みもありますので、私の主観だけで決めてはいけないと思いますが、名古屋の代表的な歓楽街である錦三丁目の小さなラーメン屋。そこで出る小ぶりの醤油ラーメンが絶品だということで、わざわざ大の大人が10人ほどで出かけたのですが、これ美味しい？　という感じで、自宅近くのソバ屋のラーメンの方が美味しいと思ったくらいです。これは錦三のクラブなどで飲みすぎた後、夜中を過ぎて小腹がすいた時に食べると美味しいのだろうと結論して、推薦者の顔を立てました。

この他、名妓連（舞妓、芸妓団体）御用達のお好み焼き屋も、お座敷が跳ねた後、名妓連のお姉さんと一緒に行けば美味しいのかなという程度で外れでした。

B級グルメの話が長くなりましたが、先日行ったのはA級グルメで、三重県桑名市の〝Y〟というフランス料理店です。口コミ情報ではかなり評判の良い店で、四つ星、五つ星が付いていました。なるほど行ってみると、町外れの民家の一角に密かにたたずむ隠れ家で、地図ももらって、カーナビもつけて行ったのですが、それでも迷いそうな所でした。

一緒に行った友人が「よくこんな町外れの分かりにくい所に店を開いたな。自分にはこんな場所で店を出す勇気はとてもない」と言っていましたが、お店は古い民家を改造したのでしょう、店内は昔の日本家屋の西洋式応接間という雰囲気でレトロなムードが漂っていました。

料理は一捻りされた創作フランス料理の趣で、一品一品が凝ったものでした。例えば、皿の中から美しいメロディーが聞こえてくるような、〝魚介類のピンクグレープフルーツがけ〟は優しい味の中にほのかな甘い香りが漂い、〝季節のポタージュとロワイヤルの二層仕立て〟は久しぶりの絶品料理でした。フランス料理はソースが決め手と言いますが、どの品も正にソースが美味でした。

残念ながらこの知る人ぞ知る秘密の人気店も、昨年来からの不況のあおりをくって今年いっぱいで閉店するそうです。「こんな素敵な美味しい店がなくなるのは残念ですね」と帰りの車の中で話し合ったのですが、高級店ほど不況の影響を受けやすく、この不況に耐えられなかったようです。

それに引き換えB級グルメ店は逞しくしたたかで、このぐらいの不況は何とかしのぎ切っているようです。

あとがき　～書籍化に際して～

２００５年３月から理事長コラム（院長の頃は院長コラム）を病院のホームページに載せだしてから、月1回とはいえ毎月一度も欠かさずに18年書き続けました。回数にして今年３月の時点で２０４回、院長コラムも入れれば２１７回になります。よく続いたものだと我ながら感心します。

産婦人科の疾患はそんなにたくさんありませんので、すぐネタが尽きてしまいます。そこで、産婦人科以外の病気の話、私の好きなスポーツの話、旅行の話、食べ物の話など産婦人科と関係ない話も書きつなぎました。しかし、いずれもアップデートなものを私の主観も入れて面白く読んでいただけるように心がけたつもりです。また、新しい薬が出たり、治療法が変わったりしたら、同じ病気でも再登場させて最新の情報を流しました。

そんな中で、私が一貫して主張してきたのは、「妊娠には適齢期があります。20代から産み始めてください。そして40代前半までに産み上げてください。それが妊婦さんのためでもあり、社会問題になっている少子化防止にもつながります」ということでした。

４～５年前から節目の回が来るたびに1冊の書籍にまとめてみるのも面白いなと思って

いましたが、今回２００回が近づいたのでこの機を逃したら私が先に逝ってしまうと思い決心しました。

元々原稿のあるものを編集するだけだから、そんなに大変な作業でもなかろうと最初は高をくくっていましたが、膨大な原稿の中からどれを選ぶかだけでも大変でした。

２００頁ぐらいの冊子にまとめるためには２００題の中から40題程に絞らねばなりません。そこで今回は幻冬舎ルネッサンスの稲村みちる氏のご助言を得て、若い女性をターゲットにした産婦人科の話題に特化することにしました。

彼女の協力により大体掲載する内容が決まったのですが、またはたと重大なことに気付きました。産婦人科的疾患については初期の頃に書いたものが多いので、当時としてはトップレベルな内容でも、今はそんな治療はしていませんというようなことが出てきました。

それを本文の中で訂正するか、別に解説するか悩みましたが、本文で直してしまうと、こんな新しい治療法が出ましたとうれしそうに書いているリアリティが消えてしまうので、本文はそのままにして、追記として現在の状況を述べることにしました。

色々工夫してでき上がった原稿を読んでみて、この書物は軽妙な楽しいコラムの小冊子というより、一般向けの産婦人科の、しかも中途半端な医学解説書のようになってしまったのではないかと気になります。

この冊子が世間の、特に若い女性の皆さんに読んでいただけるような作品にでき上がったかどうか。賢兄諸氏のご批評を仰ぎたいと思います。

最後になりましたがこの冊子上梓に際し、格別のご支援をいただいた幻冬舎ルネッサンスの編集部の皆さま、特に稲村みちる氏、鳥居絵里香氏に心から感謝いたします。

令和5年3月吉日

近藤　東臣

〈著者紹介〉

近藤東臣（こんどう　はるおみ）

昭和 15 年 4 月 21 日　名古屋市生まれ
昭和 33 年　愛知県立旭丘高等学校卒業
昭和 41 年　岐阜大学医学部卒業
昭和 42 年　名古屋市立大学医学部産婦人科学教室入局
昭和 46 年　名古屋市立大学医学部大学院修了
医学博士
昭和 53 年　医療法人 東恵会 星ヶ丘マタニティ病院、開設。院長
妊婦さんに優しい産科病院の先駆けとなる
平成 9 年　介護老人保健施設　星ヶ丘アメニティクラブ開設
平成 17 年　厚生労働大臣賞受賞　母子保健、家族計画に対する功績
平成 18 年～　医療法人東恵会　両施設　理事長
平成 21 年度　名古屋和合ロータリークラブ会長
平成 24 ～平成 28 年　愛知県産婦人科医会会長
平成 24 ～平成 28 年　日本産婦人科医会理事
平成 29 年～　日本産婦人科医会名誉会員

著書：『ロータリアンは皆家族』（株式会社ケイティケイ）、専門誌に学術論文投稿

20代《だい》から始《はじ》めたい
妊活《にんかつ》のススメ

2023年5月7日　第1刷発行

著　者　　近藤東臣
発行人　　久保田貴幸

発行元　　株式会社 幻冬舎メディアコンサルティング
〒151-0051　東京都渋谷区千駄ヶ谷4-9-7
電話　03-5411-6440（編集）

発売元　　株式会社 幻冬舎
〒151-0051　東京都渋谷区千駄ヶ谷4-9-7
電話　03-5411-6222（営業）

印刷・製本　中央精版印刷株式会社
装　丁　　古川和希

検印廃止

Printed in Japan
ISBN 978-4-344-94345-2 C0095
幻冬舎メディアコンサルティングＨＰ
https://www.gentosha-mc.com/